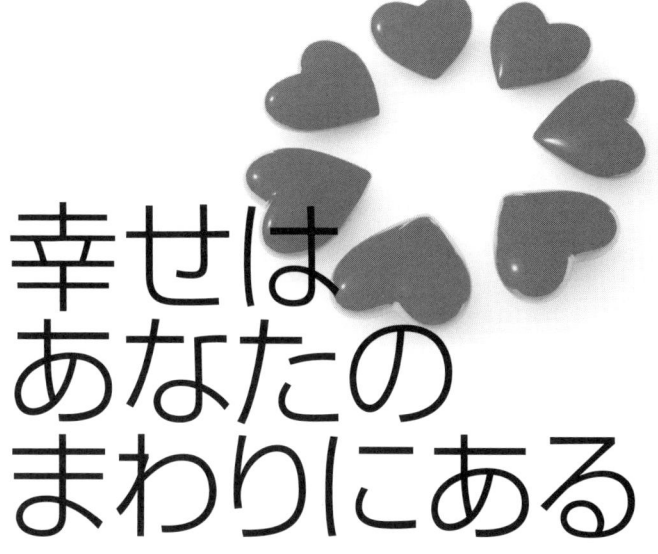

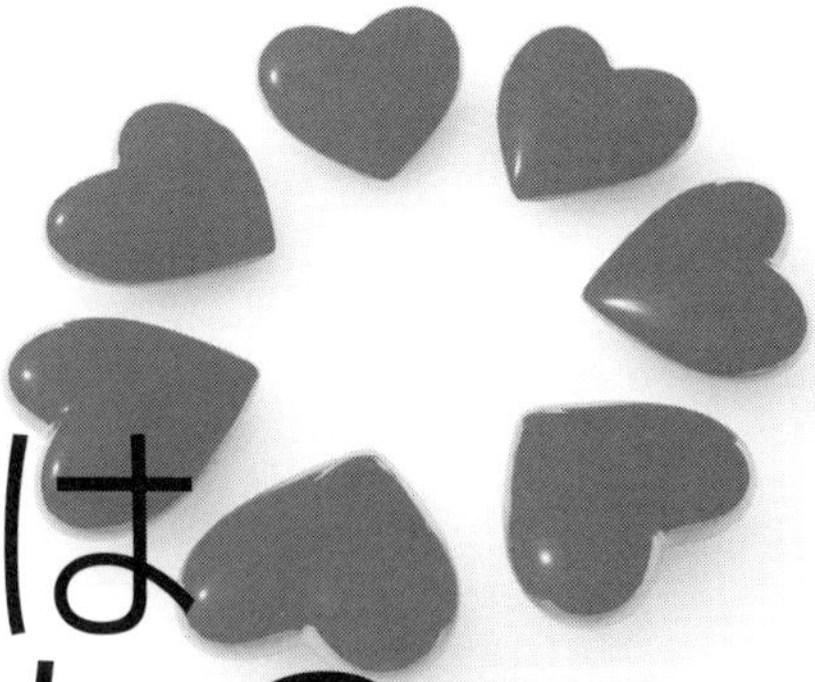

幸せは あなたの まわりにある

ポジティブ思考のための
実践ガイドブック

須賀英道　著

金剛出版

本書の読み方

本書はどこから読んでいただいても構いません。どこからでもあなたの親しみの持てるところから読み始めると、きっと「あれ?」と何か感じるものが生まれ、「よし、最初から読んでみよう」という気になります。

その理由は、本書がとてもありふれた身近なことを題材にしているからです。毎日、誰もが体験していることを取り上げています。ただ、そうしたありふれたことについて、すこし見方を変えてみようというものなのです。見方を変えるとどんどん視野が広がり、気分が良くなっていくでしょう。

本書では、小休止をはさんでいます(◉の箇所)。あなたに日常的によくある小さなテーマを投げかけていますので少なくとも一分は、投げかけられたテーマについて、本書から離れて考えてみてください。そうすることで、ひたすら前進するあなたの頭をクールダウンさせましょう。

小休止と言っても、実はその逆で、思考によってこれまであなたの持っていたテーマについての情報記憶を整理し、想起する時間まで、頭は疲れるかもしれません。しかし、これを続けることで、読んだ後に全部忘れてしまうという、人の素晴らしい「忘却」という機能をかなり減らすことができるのです。

また、書いてあることをすべて試みようなどと、最初から力まず、気軽に読み進めましょう。あなたに、何か一つでも、「これかな?」と直感的に触れるものがあればいいのです。そして、それを自分なりに実践してみることです。自分で、面白いとか、やってみたいとか、やれそうだと感じたことを、一つでもいいですから、繰り返し実行することです。百聞は一見にしかず、そして百見は一行にしかず、なのです。

ただ、このことだけは守りましょう。あなたが実践していて、楽しいということです。辛いと思いながら続けるのはよくありません。だって、これは楽しくなるための実践書なのですから。

幸せはあなたのまわりにある　ポジティブ思考のための実践ガイドブック

目次

第3章――笑顔で毎日を送ろう

幸せはあなたのまわりにある

ポジティブ思考のための実践ガイドブック

プロローグ

山手線での若者とお年寄りの暖かい光景

冬の週末に東京の学会に出かけたある日のこと、私はなんでもない平凡な光景を目にして、「いや日本は素晴らしい」といった、明るさと前進の力を感じたのです。

それは、山手線の中で見た光景です。土曜日の昼前、列車の中は満席で十人程が立っていました。座っているのは若者が半数以上で、ほとんどがスマートフォンを手にして画面を見つめています。腕を組んで目を閉じている人もいます。でも、会話はまったく聞かれません。どこにもある最近の日本の情景でしょう。

とある駅で一人の老年女性が列車に乗ってきました。小柄で丸顔のかわいいおばあちゃんといった印象です。その時、つい先程までスマートフォンを見ていた二十歳ぐらいの女性が、さっと立ち上がって老年女性に席を譲ったのです。そこは優先席ではなく普通のシートです。老年女性は「わたしは一駅で降りますからいいです。ありがとうございます。ご親切に」と、にこっと笑顔で若い女性に返事をされました。若い女性はちょっと戸惑った感じで再び席に着きました。

それから一分ぐらいで次の駅に着きました。老年女性はその時、「ありがとうございますね。ご親切に。さようなら」と声をかけました。すると、若い女性は「お気をつけて、お元気で」と声を返したのです。わたしは、若い女性に見られた笑顔に美しい輝きを感じました。

しかし、わたしが感じた明るさと力はその女性の笑顔からのみではなかったのです。「お気をつけて、お元気で」といった、短い言葉が返されたことで、周りにいた大勢の人がスマートフォンから目を離し、二人の女性を見つめていたのです。そして、彼らの冷たく無味乾燥の表情が暖かい笑顔に変わっていたのです。二人の会話が始まるまでは、誰もがスマートフォンに向かうだけで、孤立した空間で、寂しい列車の中でした。それがほのぼのとした親切心から生まれた短い会話の中に、それぞれが何らかの明るさを感じたのか、各人各様の笑顔を出すことができたのです。

マンション入り口での若者とお年寄りの心温まる姿

もう一つのエピソードです。

先日、地下鉄の駅から仕事先まで歩いていた時のことです。そこは最近マンションの乱立する地域で、車が多く走ります。普段歩いていて、住民同士の会話の光景はほとんど目にしたことがないところでした。同じマンションで、出入りする人同士がすれ違っても挨拶もみられないといったところです。

わたしもマンション生活の頃は同様な環境にいたので、その状況は何ら不思議に思いませんでした。むしろ、そうしたコミュニケーションの過疎化が最近では当然のように感じられていました。そんな中で、暖かい「絆」を感じる光景を目にすることができたのです。

一人の五十歳ぐらいの女性が、買い物から帰ってきたのか、マンションに入ろうとしていました。その折、青年が急いでマンションから駆け出てきました。急いでいたためか、彼のコートに入っていたティッシュの袋が地面に落ちました。女性が「お兄ちゃん、ティッシュが落ちたわよ」と声をかけると、急いでいた青年は振り向き、一瞬とても面倒くさそうな表情をしました。でも、女性のほうが拾って笑顔で青年に手渡す仕草をみせると、青年は受け取りに戻りました。女性はただ「はい」と、手渡したのですが、青年は「どうもありがとう」と言って、ティッシュを受け取りました。

ちょうどそこがマンション玄関であり、手動ドアの場所です。そして、女性が買い物帰りからで袋を片手に持っていたところです。青年はティッシュを受け取った後、ドアを片手で開けて押さえると、女性に中に入るようにという仕草をしました。女性も「ありがとう、お兄ちゃん」と言って、中に入っていったのです。

とても急いでいたような青年が見せた思いやりの行為。こうした状況は、一昔前は日常茶飯事であったかもしれません。しかし、マンションに出入りする人同士で、挨拶すらない情景が当たり前のようになってきた最近としてみると、とても異なった雰囲気が漂ったのです。さらに、この情景を見ていたのはわたしだけではありませんでした。そのマンションの前を歩いていた何人かの目に自然と入ることになっていました。

わたしの気分が良くなったのは、見ていた人たちにとても素晴らしい笑顔が見られたことです。青年と女性とのコミュニケーションが何かの共感を感じさせたのでしょうか。それこそが「絆」の原点ではないかと思ったのです。

人が幸福感に浸れるのは、その人に利益をもたらすような快感が生じた時に限定されるものではないでしょう。日々の小さな感謝の気持ちが自然の笑顔につながり、幸せの気持ちに至るのでしょう。

あるお店で見たアルバイトの女の子の素敵な姿

もう一つ、エピソードを挙げましょう。

あるどんぶり店でのことです。カウンター席に一人のお年寄りが着きました。アルバイトの若い女の子が注文チケットを受け取り、「親子丼一つ」と、奥に声をかけました。同時に冷たいお茶をお年寄りに差し出します。他にも大勢入ってきて席に着いたので、メニューを受け取り、奥に注文し、冷たいお茶を差し出し、食べ終わった人のどんぶりをさげ、テーブルを拭くといった作業が続きます。これはマニュアルに書かれたルーチンワークでしょう。

そんな忙しくなってきた時のことです。先ほどのお年寄りが鞄から薬を数個取り出してカウンターに置きました。すると女の子は、「よかったらどうぞ」と何の戸惑いもなく、別のコップに水を入れて、お年寄りの前に置いたのです。お年寄りもすぐに「姉ちゃん、ありがとう」と、笑顔でお礼を言うと、女の子もにこっと笑顔をお年寄りに向け、すぐに大勢の他の客への作業を続けていったのです。

この情景を見ていて、女の子のこうしたわずかな親切行為がとても雰囲気を明るくし、そこに居合わせた自分を幸せにできるのだと実感したのです。

三つのエピソードを、日常生活の中での些細なことからご紹介しました。あなたはどう感じられましたか？　こうした状況を、わたしは最近になってとても多くの場所で目にするようになりました。あなたはどうしてだと思われますか？

答えは簡単です。そうした何でもない情景に、自分が気づくようになったからです。以前は、このような情景を自分の周りに体験することができませんでした。それは、周りに見えるもの、感じるものに、不満や問題点ばかりが気になって、良いことに気づくという意識がなかったからでしょう。

あなたの周りには、素晴らしいことが、限りなく溢れています。生きているからには、たくさんの良いことに気づくことができたら、毎日が楽しくなることも間違いありません。今からでも遅くはありません。一緒に始めましょう。

第1章——健康とは何でしょうか？

「健康って何なの？」と、あなたは考えたことがありますか？

最近では、健康に関する話題が身の回りにたくさん満ちあふれています。そうした中で、「健康って何なの？」というもっとも単純な質問について、あなたは考えたことがありますか？

「病気でないことに決まっているでしょ。そんな当たり前なこと聞かないでください」と言う人や、「健康という概念は多視点から見て、社会生活を正常に営むことのできる状態である」と概念論をぶちまける人、「そんなことよくわかんないけど、元気に暮らせることかな」など、いろいろあるでしょう。ここであなたも、少し時間をとって健康とは何か考えてみましょう。

◉

健康を考えると、まず意識されるのが「病気」です。病気でないことが健康という考えがあります。何だ、簡単ではないか。健康とは病気でないことだ、と納得された方が多いと思います。でも果たしてそうでしょうか？

この定義からすると、健康であるには、病気でない状態でなければなりません。たとえば、六十歳以上の方を見てみましょう。がんや脳血管障害、心筋梗塞、認知症という重篤な病気の方から、胃炎、便秘症、高血圧、糖尿病、高脂血症といった病名の方まで見てみると、わりと多いのではないでしょうか。

さらに、腰や膝を痛めていたり、不眠、頭痛、アレルギー性鼻炎などまで含めるとかなりの数になります。そして、虫歯や入れ歯、老眼までに広げると一体どれだけの人が病気でない状態として残るでしょうか？　健康とは病気でないこととすると、年を取るとみんな健康でないことになります。

ここで、一つの疑問が生じるでしょう。病気を広く捉えすぎたからだと。病気の概念を広くしたから増えたにすぎないという意見です。それでは、どこまでが病気で、どこからが病気でないのでしょうか。入れ歯、老眼などは老化であって病気ではないとか、ある程度の腰痛や不眠、認知症なども老化であるという意見も出てきます。

こうなると、老化と病気の違いとは何かになります。老化は年齢相応の機能低下であり、機能低下が年齢不相応に異常に起きているのが病気だという定義もあるでしょう。でもそうなると、どこまで正常でどこからが異常な機能低下であるのか新たな疑問が出てきます。

そして、一般年齢でも、人体の機能が正常でない、異常な状態が病気だという定義がありますが、こうなると、正常と異常の違いが何かといった話になります。正常と異常の違いとなると、一元的に評価できません。さまざまな評価基準（ものさし）での判断になる訳で、哲学的な概念論に陥ることになるのです。

こんな概念論を説明するつもりはありません。ただ、健康とは何かと考える際に、「病気でないことである」とあなたが考えていたら、「ちょっと待ってください。もう少し広い視点で見てみましょう」と言いたかっただけです。

あなたにとって、健康には何が大切でしょうか？

ここでちょっと概念論から離れましょう。あなたが普段の日常生活の中で感じていた「健康」というイメージに戻ってみます。そこで、あなたがイメージされた健康にとって、何が大切であるかをここで考えてみましょう。

◉

健康にとって大切なことを考えると、やはり病気でないことが思い浮かびますが、これは確かにそうでしょう。健診をしっかり受けることが大切で、軽い症状が出てもすぐ病院に相談することなどです。他に、バランスの取れた食生活や睡眠といった安定した生活リズムもあります。そして、適度な運動やストレス発散です。

わたしが医療者、特に医師を対象とした講演、たとえば産業医講習会などで同じテーマの質問をすると、ほとんどの方がこうした医学的な模範解答をなされます。

一方、一般学生に同じテーマの質問をすると、まったく異なった回答が返ってきます。それは、友達といい人間関係を保つことですとか、何か人生にやりがいを持つことですとか、こころのゆとりかなあとか、毎日が楽しいことです、とかです。

この回答の違いは何でしょうか。医学的な視点で見ているのか、広く人生的に見ているかでしょう。健康という言葉を医学的視点で見ると、病気の予防論に結びつくでしょう。でも、そうした医学的な枠を外して、一般の言葉として捉えると、もっと広いものが見えてきます。

今度は、健康にとって大切なことを、一般論から見るのではなく、あなた個人の場合で見てみましょう。今の自分にとって健康に必要なこととは、どんなことがあるでしょうか。そして、取り上げたことを重要な順番で並べてみてください。

それぞれ自分にとって重要な順番で並べると、人によって違うことがわかります。もっとも重要なことを並べてみると、健診結果という人から、食事と運動、生活リズム、ストレス対処、良好な人間関係、生き甲斐、心の余裕など、各人各様です。先ほどの視点によって変わったように、今の個人がどの視点を重視しているかで異なるのです。つまり、現在の自分がどの状態であるかを意識し、今後どうなったらいいのか方向性を持つことに関連します。

病気の軸と元気の軸で見てみよう

それでは最初に戻りましょう。今度は病気というものを疾患という、医学的視点に限定せず、もっと広く捉えてみましょう。何か自分にとって都合の悪いものといった広い指標です。そして、この病気の指標とはまったく独立した元気という指標も捉えてみます。図❶を見てください。これは自分の状態を、病気という軸と元気という軸の二つの独立した軸で捉えるモデルです。

病気の軸では、病気のない状態を0とし、重い状態に向けて、−1、−2、−3とします。一方、元気の軸では、元気のない状態を0とし、元気のある状態に向けて、+1、+2、+3としましょう。

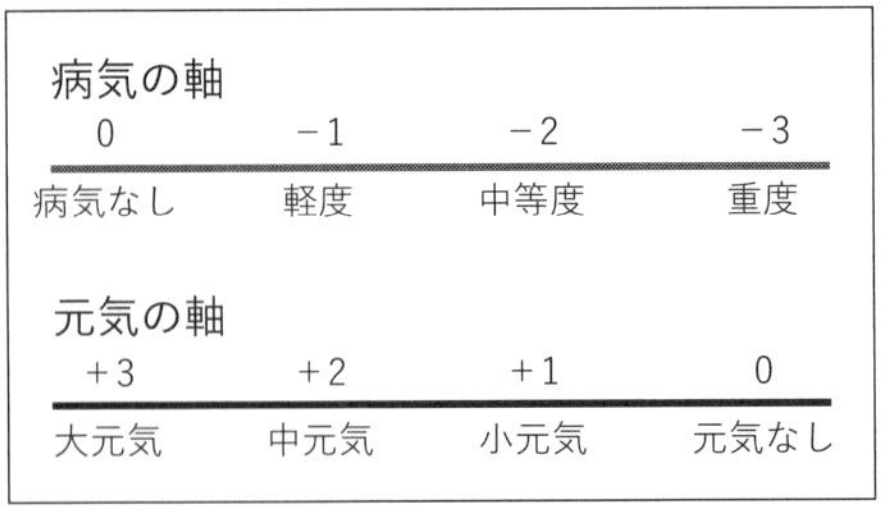

図❶——病気の軸と元気の軸

このモデルで見ると、病気の軸の指標にはどのような具体的な要素があるのか、考えてみてください。

◎

当然、疾患にかかることから見ると、症状、検査結果、服薬状況などがありますし、広く見ると食事、栄養、睡眠、ストレスの多さ、過労、家族、人間関係などもあるでしょう。では、元気の軸の指標にはどのような具体的な要素があるのか、考えてみてください。

◎

こうなると数えきれないくらいの要素が列挙されることと思います。たとえば、趣味、仕事、勉強、ボランティア、生き甲斐、たのしさ、仲間との繋がり、家族、こころのゆとり、人生目標、感謝などです。

この病気と元気の軸の要素を取り出すワークについても、医療関係者に比べて一般学生の方が遥かに幅広い要素を出してくれます。これは視点の偏りがないからです。

このように、病気と元気の軸のモデルで自分を見つめてみた場合に、今のあなたは、それぞれが何点でしたか？そして、総合的に足すと何点になりましたか？

病気が0で元気が0で、総合は0という人、病気が−1で元気が0で、総合は−1という人、病気が−2で元気が+3で、総合は+1という人など、いろいろな方がいるでしょう。その中であなたがどの位置であるかも見てください。

さあ、その上で、健康とはどこに位置づけられるか。どんな状態が健康といえるのか、考えてみましょう。

◎

もう、すぐにわかったでしょう。病気＋元気≧0であることが、健康とするとてもわかりやすくなります。病気の要素を持っていても元気の要素が大きければ健康であるとする考え方です。

実際に、あなたの周りにも、病気で通院されている方でとても元気に生活されている人がいると思います。臨床の現場でもいろいろな方がいます。

十年程前から腎疾患で透析を週に三回受けている方です。会社の社長さんで、透析以外には仕事をこなしており、対外的にも付き合いが多く、飲み会にも付き合っています。毎週ゴルフもしています。透析を受けていることで臨床検査も受けていますが、腎疾患以外には今のところ問題ありません。

次に、糖尿病で足のしびれから歩行障害がみられた方です。行動範囲が以前に比べて減ったことから自宅で過ごすことが多くなったのですが、パソコンに興味を待ってから、facebookなどコミュニケーションの手段をどんどん広げ、友人を増やしていきました。今度、facebookで知り合った家族と自分の家族で一緒に旅行へ行くことになったと聞きます。

どちらのケースでも病気を抱えつつも、それ以上の元気を持つことから日常生活に豊かさを体験しておられます。こうした人たちが健康でないとは、とてもいえないでしょう。他に、病気とは別に、障害についても見てみましょう。

障害とは、人のさまざまな機能の一部が何らかの要因によって低下し、社会生活に支障をきたしている状態のことですが、身体障害の方を見てみると、健康な人は多くいます。足の切断によって車いす生活の中にあっても仕事やスポーツで頑張っている方は多いです。社会的にも身体障害の方への受容性は高まり、環境におけるバリアフリーや職場での対応など向上してきています。パラリンピックもそうした彼らの活躍の場でしょう。彼らが自らの障害という病気の指標より、元気の指標が大きければ健康でおられることははっきりしています。

次に、アスペルガー障害という発達障害の方を見てみましょう。彼らは人とのコミュニケーションが苦手で、KYという言葉に表されるような周りの雰囲気を読み取るのが苦手といわれます。こだわりが強く、感覚刺激に過敏、注意の偏りとかなどで他者とトラブルが生じたり、孤立したりすると言われます。

しかし、感覚刺激に過敏であることから、音楽関係の仕事に就いたり、視覚刺激の記憶に優れているので瞬時に見た状況を書き出すことができる人が多いです。

こうした自分たちの持つ才能から社会的に活躍している人の中には、マイクソフトの会社を立ち上げたビル・ゲイツや天才的芸術家のレオナルド・ダ・ヴィンチがいます。自らの持つ発達障害的な病気の指標以上に、元気指標を伸ばしていくと健康人として社会的活躍が可能となるのです。

失明を告知された患者さんが口にした驚くべき言葉とは？

わたしの考えがこのように、障害者について広い視点から捉えていると思っていたのですが、何ともまったく自分も狭かったことに気づきました。これが、ある視覚障害者の気持ちを眼科医から聞かせてもらった時です。このエピソードを次にご紹介したいと思います。

その患者さんは眼科疾患で、半年後にはほぼ全盲になることが眼科医から告知されていました。自分の疾患名も何年も前より知らされており、その疾患の経過によって全盲になることは事前に了解していたのです。最初に知った時の精神的ショックは計り知れないものであったと聞きます。将来にわたっての視覚情報の永久喪失という、自らの人生の「死」を認識するまでの衝撃に違いなかったと思います。

しかし、眼科医からの正式な告知後の患者さんの自己認識が、誰もが想像できないほどの変容だったのです。眼科医からの全盲告知後に患者さんはこんな言葉を表現したのです。眼科医もその言葉への驚きから、一気にともに頑張ろうというすごいモチベーションを奮い起こさせたといいます。

その言葉とは、「目が見えなくなるなんて、わたしは何て素晴らしいことなのかしら。第二の人生が楽しめる。

人の倍の生活を楽しむことができるかもしれない。だって、視覚がなくなればその分、他の感覚が敏感になるから、今まで捉えることのできなかった面が見えてくるかもしれない。そして、食べ物の価値や、自然の価値、人とのつながりで感じていたことも広がります。視覚で見えていた時のものの捉え方と見えなくなってからの捉え方と、まったく異なった二面から認識することができるのよ」と言ったのです。

患者さんにみられた表情が当初予想した悲壮な表情ではなく、活力あふれる表情であったことから、眼科医も信じられないほどの共感を覚え、この方に第二の人生を最大に楽しませようと決心したといいます。

わたしはこの経緯を眼科医から聞いて、自分のこれまで持っていた視覚障害者への捉え方の狭さに愕然としたのです。病気としてではなく、全人的に広く見ていたつもりの自分の捉え方が、視覚障害者に対してはほとんど見えていなかったのです。視覚障害者という色眼鏡でしか見ていなかったのです。

これまでわたしは、自分が精神科医であるせいか、いろいろな方をメンタル面の視点で見てしまいがちでした。メンタル面から見る時、いつもさまざまな視点から捉えるため、かなりグローバルに捉えることができると思っていました。そこには、いわゆる全人的視点で患者さんを捉えるといった精神科医の誇りが基本にあり、患者さんを診る中で「人」を見ることができるのです。

一人の患者さんを病人という医療的色眼鏡で見るのではなく、実存的な「一人の人としての存在」として見ようという姿勢です。そうすると患者さんの持つ疾患以外のさまざまな面が自然に見えてくるわけです。家族や友人、仕事仲間などとの人間関係、人生に対する生き甲斐、日々の心のゆとり、仕事や社会的貢献、人生の楽しみなど、人それぞれの各種の存在価値があります。こうした存在価値を自覚させ、生きる喜びを見つけるように導くのが精神科医の役割と思っていたのです。

これほどグローバルに捉えていたはずの自分が気づかなかったこと、それが全盲という視覚障害の捉え方でした。先天性の場合とは異なり、特に後天性に全盲となった場合、これまで知覚できていた視覚情報が一切入らなくなります。人は一般に自分の置かれた環境に対して視覚、聴覚、嗅覚、味覚、触覚の五感によってアンテナを張り巡らし、的確な情報を前頭葉にて処理し、思考、情動、行動のネットワークシステムに指令を送るのです。その中で視覚情報の占めるウエイトはとても重い。

たとえば、対人コミュニケーションにおいて、視覚情報からの把握が耳から入る情報よりも大きな影響を及ぼすと言われています。初対面の人が好イメージであるか否かは、数秒の視覚情報から判断されるわけです。こうした生きていく上できわめて重要な視覚情報が、全盲によって入らなくなったら困惑するのは当然でしょう。何とか辛うじて視覚以外の他の四つの知覚で補充せざるを得ません。

ここには最重要であった視覚情報の消失とそれによって生じる生活支障、精神的苦痛といったネガティブ面が大きく、さまざまな状況においてグローバルに捉え、ポジティブ指向からアプローチするといった、これまでの自分の視点も視覚情報の喪失というまったくネガティブ視点ばかりに陥っていました。しかし、こうした自分の捉える一つの方向にあった壁が突き破られたのが、この視覚障害の言葉だったのです。

ここまで来るともう、何が言いたいのかわかっていただけると思います。人生において、病気や障害を抱えていても、健康にはなれるということなのです。つまり健康とは、生きている自分に充足し、毎日を楽しく暮らす。そこに幸福感を感じる自分に気づくようになる。そうです。健康であるように、幸福感を求めることなのです。

第2章——ものの考え方を柔らかくしよう

ダイエットを決心したあなた、
おいしいケーキをもらったらどうする？

最近、体重を測ったら前回より五キロ増えていました。おそらく、この二カ月ほど友達同士のランチが多かったし、自宅でも家族と美味しく食べているうちに太ったかもしれない。これはいけないと、今週からダイエットを決めました。ダイエットといっても、過剰な制限をするのではなく、余分なものは取らないと決めたのです。

ダイエットを始めて何とかこれくらいのペースで行こうと自分の気持ちが固まった時のことです。ランチ仲間が、「最近、日本のデパ地下に初めて進出したフランス菓子の店で並んでケーキを手に入れたのよ。あなたも欲しいと思って買ってきたわ」と、ケーキをくれました。以前にも話題にしていたフランス菓子の店のケーキです。とても嬉しくなりました。でも、ちょっと待てよ。ちょうどダイエットを決めた時ではないか。どうしようか？

さあ、あなたならこんな場合どうしますか？　考えてみましょう。

こんな場合、状況によって違うという考えが普通かもしれません。しかし、事情はどうあれ、結論は自分がケーキを食べるか、食べないかの二通りです。ダイエットを決断した中でケーキを食べるか、食べないかなのです。自分がどちらのパターンであったかを、ここで頭に入れておいてください。後で、このパターンの違いについてお話しします。

◉時間割引率って何？

次に、こんな状況を想定してみてください。

普段の何でもない時に、お金がもらえる話が起こりました。何と、一万円もらえるということです。ただし、選択肢はもう一つありました。一カ月待つと、一万一千円もらえるという話です。ほかには、何の条件もありません。ただ、今一万円もらうか、一カ月後に一万一千円もらうかの選択です。あなたならどちらを選択しますか？

一万円もすぐにもらえるなら、今もらいますという人と、一万一千円の方が多いので一カ月後でもいいから待ちますという人と、二つのパターンがあると思います。

それでは、一カ月後に一万五百円ならどうでしょうか？　ここでも、すぐもらう人と、一カ月後でもいいから待ちますという人と、二つのパターンがあるでしょう。さらに、一カ月後に一万百円だったらどうでしょうか？　ここでも、一カ月待つという人もいるでしょう。

何を自分に聞かれているか、わかった方もいると思います。一カ月という時間を待つことと、現金を得ることとの価値判断のバランスなのです。経済学用語で、この時間と価値のバランスについて時間割引率と呼んでいます。図❶をご覧ください。通常は、自分が取得する価値は時間の経過とともに減弱していきます。取得したものによってその減弱度は異なりますが、たいていのものは図❶のように初期の頃に大きく下がります。マンションや家屋でもこのように価値が減弱することから税率が下がる訳です。

しかし、個人的な性格パターンなどの違いによって、減少パターンも異なります。図❷は時間割引率の大きい人で、最初の時間経過でかなり価値観が下がります。

一方、図❸は時間割引率の小さい人で時間が経ってもあまり価値観は下がりません。つまり、一万円の取得の時に、一カ月の経過で一万円の価値がどれくらい下がるかであり、個人差があるのはこうした個人的な時間割引率の違いなのです。

時間割引率が大きい人と小さい人の違いは何？

時間割引率の大きい人とは、すぐに取得目的の物件を手に入れることに快感を求めるタイプで、目先の幸せを大切にする方です。一方、時間割引率の小さい人は、取得目的の物件価値を客観的に捉えるタイプで、将来の幸せを大切にする人と言えるかもしれません。

こうした時間割引率の違いは、年齢層によってもあり、もっとも大き

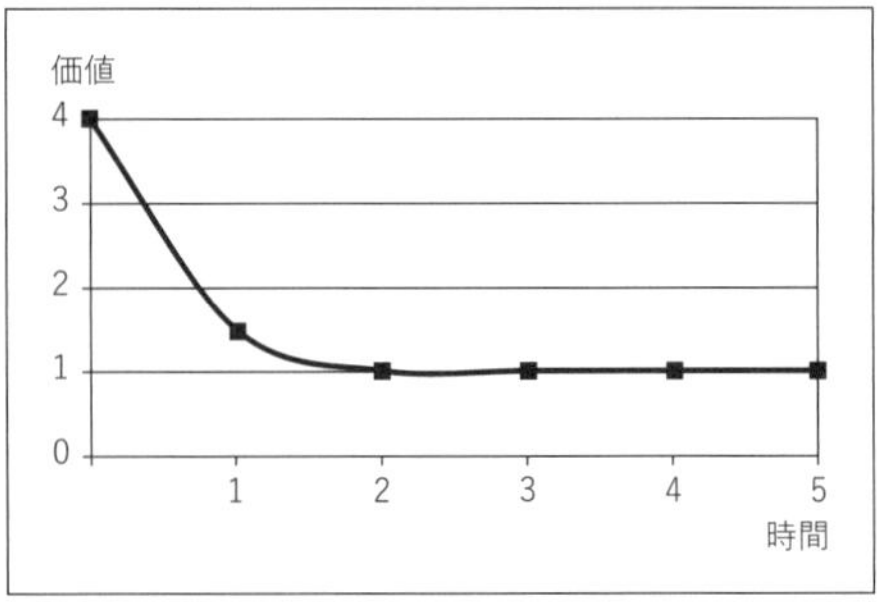

図❶——時間割引率とは？

いのは六十歳以上の高齢者で、次に三十歳以下の若年者、もっとも小さいのは三十歳から六十歳のいわゆる労働者層です。堅実性と現実指向性が高いことと相関性があり、これまで学生の方が社会人より高く、性差では男性の方が女性より高いと言われていました。

これには最近の社会現象での変化をみると、時間割引率についても変化が見られることが推測されます。それは、最近の学生に堅実性、現実指向性が高く、特に男性にその傾向が大きいからです。

ここでわかっていただきたいのは、時間とともに価値は変わるように、価値は必ずしも客観的に規定されず、主観的に変動するということです。そんなこと誰でも知っていると思われるかもしれませんが、実際にあなたが生活の中で価値観について人の意見に振り回される経験はありませんか？　目先のことに急に欲望が高まるといった経験は誰でもあるでしょう。特に、今、目的の物が手に入らないと、辛くなり、怒りに変わることもあります。

ご自分の経験を思い起こしてみてください。

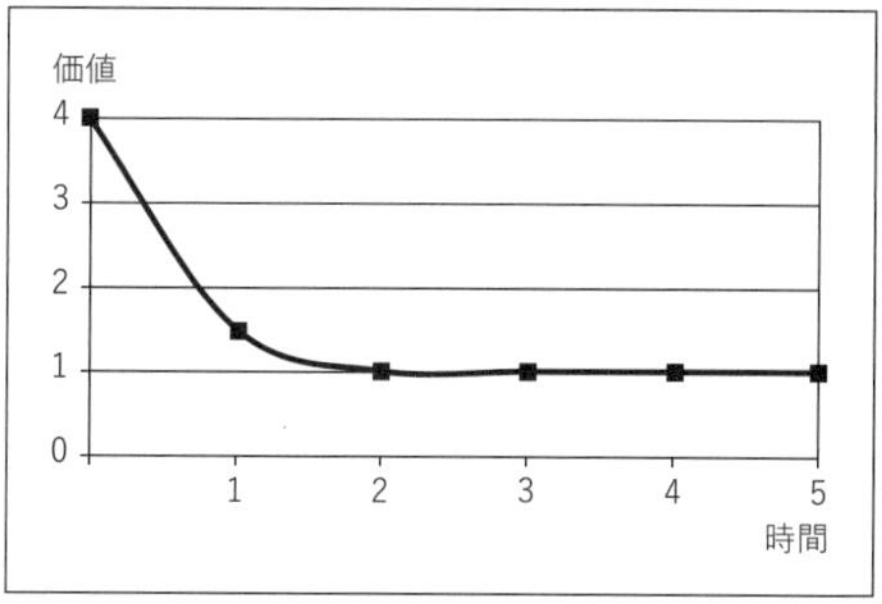

図❷——時間割引率の大きい人

◎

小さい頃のお年玉で、対面した人から「はい、おめでとう」と、お年玉をもらった時はとても嬉しくて、もらった千円がとてもよかったことがありませんか。対面した時にもらえずに、後で母親から「そういえば、○○さんがお年玉として千円くださったので、貯金しておきましたよ」と言われても、千円もらったのかと思うくらいで、さほど嬉しくなかったとかです。

　目先の価値と言えば、待ち時間がもっとも当てはまるかもしれません。客観的には同じ時間であっても、主観的にその長さが変わるのです。仲間と食事でレストランに入った時です。前に先約で何組も待っている時、待っている二十分がとても長く感じて、いらいらしてくるのです。

　特に、次に呼ばれるのだという時になかなか呼ばれない二〜三分は、とても長く感じるのです。そして、着席してからも注文したメニューがなかなか来ないと、同じように長く感じ、向こうの席の方がずいぶん後で来ているのにこちらは遅いとか。普段なら、まったく気にせず経過する時間が自分にとって長くなります。

　同じようなことは、給料振込が一日遅れたり、外出前に宅配便が遅れたりとか、いろいろな経験があると思います。いらいらで収まらず、とても腹立たしいこともありますね。客観的には同じ時間であっても、そこに待つという意味付けがされると、その時間の価値は主観に左右されるようになるのです。

　これは簡単に言えば、今あなたが経験している「時間」を我慢できるか？　といったことになります。つまり、今この時間を我慢することが、ストレスになっていないかということです。そして、取得するものの価値と、ストレスのどちらが大きいかによって、今すぐ手に入れた方がいいのか、それとも待ってから手に入れることができるのかが決まるのです。こうした法則を知ると、自分が待てるのか、待てないのかもわかってきます。

　一万円の取得について思い起こしていただくとわかりやすいと思います。自分のおかれた状況によって、すぐに

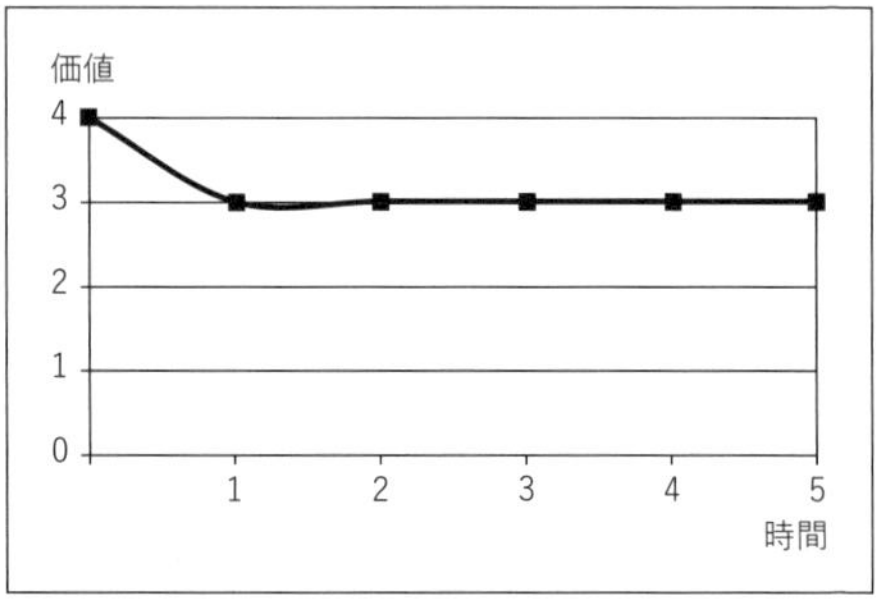

図❸——時間割引率の小さい人

もらうのか、待てるのか、異なることも、ストレスと価値のバランスで捉えると見えてくるのです。

そこで、最初に取り上げた例を思い起こしてください。ダイエットを決断した中でケーキを食べるか、食べないかなのです。自分がどちらのパターンであるか、見えてくると思います。ケーキを食べずにダイエットを続けるというストレスが、ケーキを食べるという欲求より大きいか否かで決まるのであり、衝動的に手を出すか、我慢に徹するか単純に決めるのでなく、ストレスバランスの視点で見ると冷静に対処できます。

ものごとの価値判断は客観評価より主観評価の方がよっぽどまし？

価値は必ずしも客観的に規定されず、主観的に変動することを、身近な例から考えてもらいましたが、わたしのこんなエピソードを紹介します。

以前、あるテレビ番組でこんなことがありました。ある人が、祖父から大切にしなさいねと言われてもらった壺を骨董品鑑定に出したのです。鑑定結果、その商品価値が0円だったことで、「何と、0円のものをずーっと長い間、高額な骨董品と勘違いして持っていたんですね」と司会者が述べたのです。

そして、そのコメントに拍車を掛けるようにタレントたちの見下した発言が出ました。「今まであなたは割ってはいけないと思って大変だったけど、もう今は気にならないですね」とか、「植木鉢にでも気軽にできるじゃないですか」などです。

人と人との繋がりでもある思い出の品は、金銭価値で簡単に決まるものでないことは誰でも了解していると思います。しかし、わたしが感じたのは、そうした個人的価値観への一般情報からの強要的操作です。個人的価値は決して他者からゆがめられるものでなく、素直な個人感情から規定されるべきもののはずです。それがマスメディアの価値観から大きくゆがめられることがあまりにも多いのです。そうした状況への不快感を感じたのです。

視聴率を上げるために多くの場で極端な状況が提示され、ある種の感情操作がなされます。こうしたマスメディアをさめた目で、距離を置いて見ればある種の滑稽さも見えて面白さがあるのですが、素直に見ている人にとっては情報操作をされることにもなります。

素直な気持ちとは何か？　それが幸福感の規定にも繋がる直感的な主観的評価なのです。快晴の空の青さ、新緑の頃の若緑、紅葉の色づき、銀杏の黄色といった自然の色彩から感じる素直な気持ち、人の笑顔に想う楽しさや、怒りの表情からの滑稽さといった視覚情報。鳥のさえずり、犬の吠え、近所に聞こえる子どもの泣き声、修行僧の念仏声といった聴覚情報。お腹をすかした時に感じる食欲をそそる香り、雨の降り始めに感じる埃臭さなどの嗅覚。何とも言えない粋な味に、耐えられない辛さなどの味覚。ほのかな風の感覚、蚊に刺された後の痒さなどの触覚。挙げだしたら限りなく出てくる感覚の種類です。

人はそれぞれにその感覚をその時に置かれた状況によって主観的評価し、自らの体験にしていきます。こうした瞬時のその時点でしか知覚できない体験を直感的に楽しむこと、これが幸福感に至る真髄と言えるかもしれません。

パズルであなたの頭の柔軟性を見てみよう

さて今度は、あなたのものの考え方の柔軟性を試してみましょう。

図❹を見てください。何に見えますか？

これはどなたもご存知かもしれません。白い所に目を向ければ、お供えの杯に見えますし、黒い部分に目がいけば、二人の顔が向き合っているように見えます。

それでは、図❺はどうでしょうか？　先に進まず、暫く考えてみてください。

黒い太い部分に多くの方の目が行くと思いますが、これではよくわかりません。ひょっとすると、そうか。黒い太い部分でなければ細い部分なのか。細い部分をつないで目を通してみると、ある文字が浮かび上がります。

そうです。アルファベットです。真ん中がE、右はSか、となると左は……Y。見えてきましたか？　はいそうです。YESです。視点を変えると見えなかったものが見えてくるのです。

こんなのただの図形だ、パズルに過ぎないと、思われる方がいるかもしれません。しかし、そこにすでに固定観念のベールがかぶさっています。あなたが今の状況を見る時、一方向からしか見ていない。ただの図形を見ているに過ぎない等と。自分のおかれた状況を見る時、いろいろな方向から見ると、今まで見えていなかったものが見え、別の捉え方もできます。

コップの水は多いのか？　少ないのか？

図❻を見てください。コップに何か入っています。水でしょうか？　ここではあなたが飲みたいと思っていたジュースとしましょう。今、あなたがこれを見てどう思いますか？　直感したことを言葉に出してみてください。

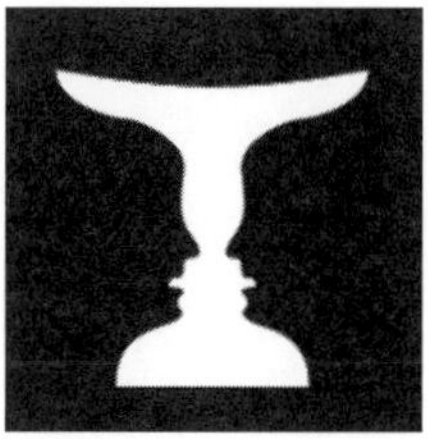

図❹――頭を柔らかくしよう

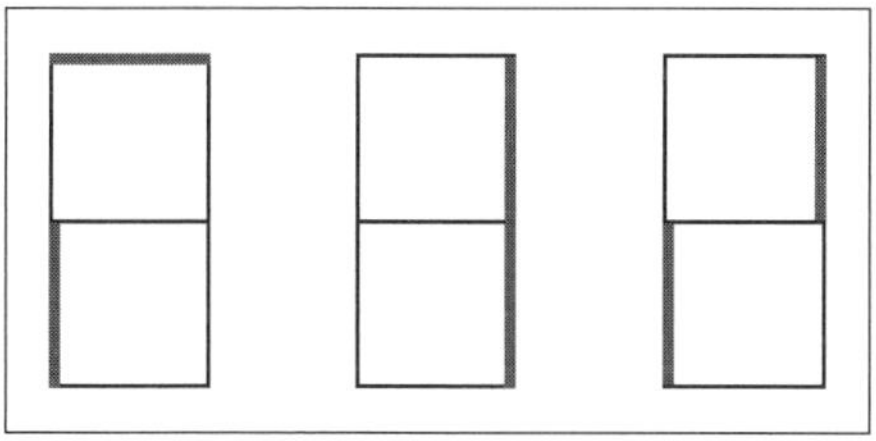

図❺――これは何と書いてありますか？

客観的には、コップにジュースが四分の一ほど入っていますが、あなたはこの事実をどのように感じましたか？「あー、あと四分の一しか残っていないのか」と捉えましたか？　それとも、「よし、まだ四分の一は残っているぞ」と捉えましたか？

視点をどちらに持っていくかで、二つのパターンがあります。満杯の状態から見て、四分の三減っているのかと見る視点と、空の状態から四分の一入っていると見る視点の違いです。図❹と図❺と同じではありませんか。

さらに、ここでは客観的事実に対して主観的に価値付けもなされるのです。「もうない」といった解釈と、「まだある」といった解釈です。自己の置かれた状況をポジティブに見るか、ネガティブに見るかなのです。

こうした見方のある他の例も探してみましょう。

◉

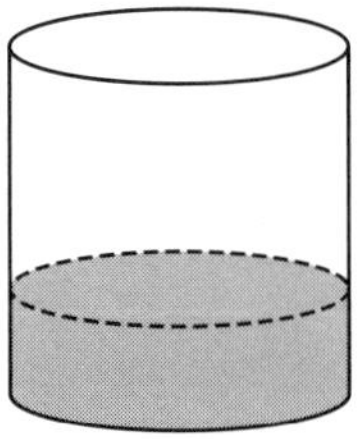

図❻——コップの絵

高級チョコレートをもらって冷蔵庫に入れておいた翌日、箱を開けたら三分の一になっていた時どう感じるかです。三分の二もなくなってしまったと思うか、まだ三分の一あると思うか。

食後の食器を流しに置いたまま外出し、帰宅したら誰かが半分洗ってくれていた状況を、まだ半分もあるのか、全部洗ってくれればいいのにと思うか、半分に減ったと思うか。

年末に年賀状を書いていて、三分の二程書き上げた時、まだこんなに残っているのかと思うのか、後はこれだけだと思うか、あなたの身の回りには限りなく多くの例があるでしょう。

あなたがこうした状況をいつもどのように捉えるか。現在の自分の視点を知ることから始まります。本書のトレーニングを続けるうちに、徐々に視点が広がっていくことに気づくでしょう。

「木を見て森を見ず」とは？

「木を見て森を見ず」という格言はどなたもご存知でしょう。それでは早速、次の図❼を見てください。そして、すぐに目を閉じてください。

今見た図形は、図❽のどちらに似ているでしょうか？

左に近いと感じた方は、全体像から事象を把握するタイプで、大域視覚型と言います。図❼で例示された図形の外枠に視点が行き、三角の外枠であることから左に近いと判断されたのです。

一方、右に近いと感じた方は、構成要素から事象を把握するタイプで、局所視覚型と言います。例示された図形が丸だったことから、右に近いと判断されました。

今回のような単純な場合では、左を選択された方が多いかもしれませんが、一部には右を選択された方もあるでしょう。もっと複雑な図形になると、右の選択が増えるようです。特に研究者や医療者に多いと言われます。性格的にも、強迫的性格といって細部へのこだわりの強い方に局所視覚型がみられます。

ここでも、ものを捉える時、直感的にあなたがどちらのパターンになるかを

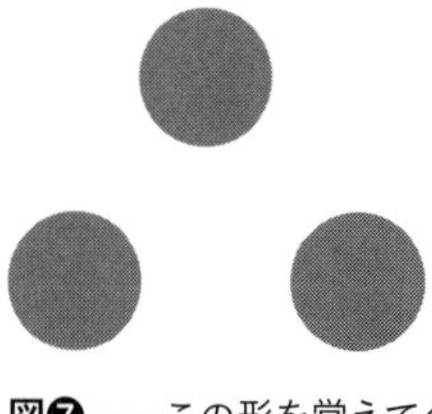
図❼——この形を覚えてください

知ることから始めました。現在の自分を知ることで、視点についてのバランス調整の必要性についてわかってきます。

　今度は、文章表現についてのイメージです。

　図❾に書かれた文章について、上（Ⅰ）と下（Ⅱ）でどのような違いがあるか考えてみましょう。

◎

　ⅠとⅡの文章の違いは、英語で見るとわかりやすいかもしれません。Ⅰはdepressiveという形容詞で患者さんを表現していますし、Ⅱはwithという前置詞がついています。

　図❿を見てください。右側では、うつ病を抱えた人に対して「病気」の人と全体的に評価をしています。これは、疾患を持つ病人に限らず、障害を持つ障害者、試験に落ちた落第者など、個人の持つ問題点・欠点に視点が向き、そこからその人の全体評価をする見方です。

　一方、左側では、人が病気や問題・欠点を抱えていても他の側面に目を向け、特に強みや才能を見いだす視点です。

　図⓫のように、右側の視点では、個人の特性として強みや才能を持っていても、「問題」のある人という全体評価をすると、強みや才能に気づきにくくなります。

　特に、常にこうした視点で自己評価していると、問題点や欠点の追求に終始し、「自分はだめな人間だ」といった自己否定に至ることもあります。左側の視点に気づくと、自己の持つ強みや才能を磨くことが重視され、成長し

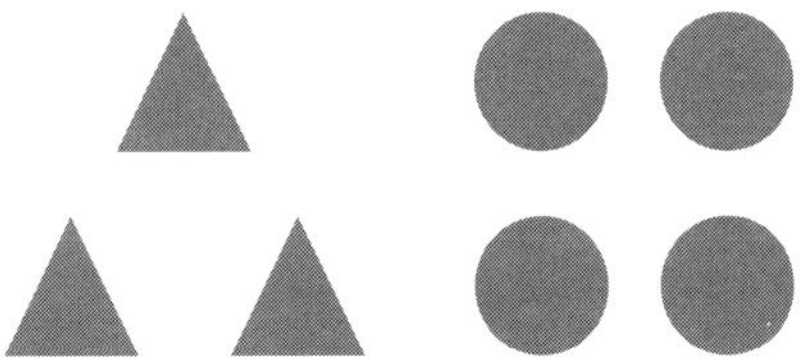

図❽——どちらが図❼に似ていますか？

ていくことにも気づくようになるのです。こうした過程の中で、抱えていた問題点や欠点が自分の人生にとって相対的に過小となり、解決の優先順位も低くなっていきます。

さて、「木を見て森を見ず」という格言を出しましたが、何をお聞きしたいかもうわかりましたね。人を見る時に、悪い所ばかりに目を向けず、いい所にも気づき、全体的な「人」として捉えようということですね。そんな当たり前なと、ここで取り上げると、みなさんそう思われますが、実はそんなに甘くはありません。

医療界の基本的な考え方は、まったく違うのです。医療者は、原因の究明と解決、早期発見、難治症例の克服を最大の目標にしています。それが自らの宿命と誰もが捉えています。この考え方に決して誤りはありません。この考えから医学は発展し、現代医療の礎が築かれました。つまり、医療では、病気といった人の持つ問題点の追求と解決が求められ、決して見逃してはならないといった細部要素への配慮が責務とされているのです。

Ⅰ　A depressive patient（うつ病患者）

Ⅱ　A patient with depression（うつになった患者）

図❾——この表現の違いは?

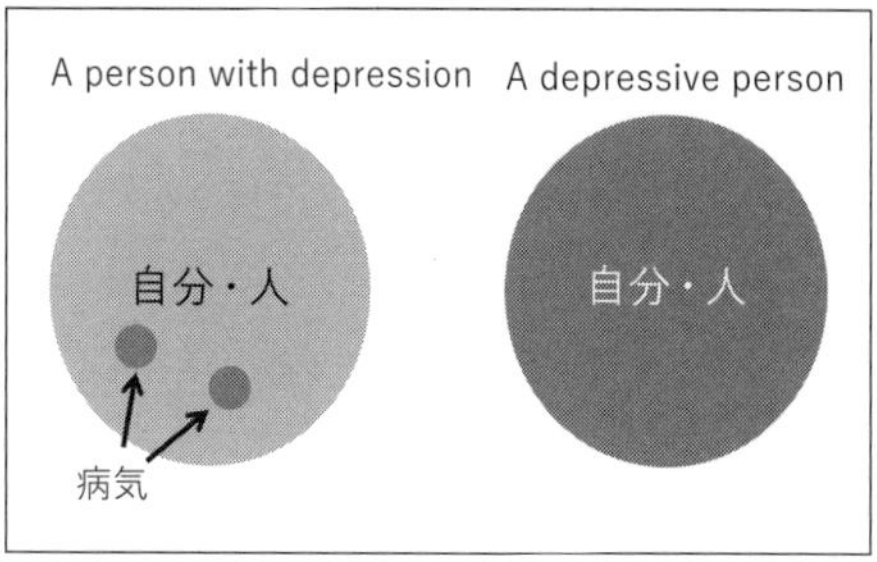

図❿——「病気になった人」の捉え方

しかし、常時こうした視点で物事を捉えていると、病気は見えても、「人」としての全体像が見えなくなってきます。よく聞かれる例は、外来診療の時、コンピュータの検査結果ばかり担当医が見ていて、全然自分の顔を見てくれないといったことや、自分では病気がかなり楽になってきて良かったと感じているのに、担当医から「まだ、検査結果が悪い。ちゃんと、薬は飲んでいるのですか」など厳しく言われたことなどがあります。極端な例では、手術室で患者さんを取り間違えたという話も現実なのです。

一人の「人」として、患者さんと対応していたらこうしたことは起きないはずですが、現実に生じているということは、医療視点が病気に偏っているからに他なりません。「病を診て人を見ずになるな」という、全人的医療といった用語が最近になって生まれたのもこうした背景にあります。

元来、病気といった要素を捉える視点（木を見る）は、人といった全体を捉える視点（森を見る）と相対的なものなのです。ネガティブ指向とポジティブ指向でも同様です。ここではバランスがもっとも重要であり、そのバランスをつかむことが必要なのです。これについて、あなたはもうコツをつかまれたでしょうか。

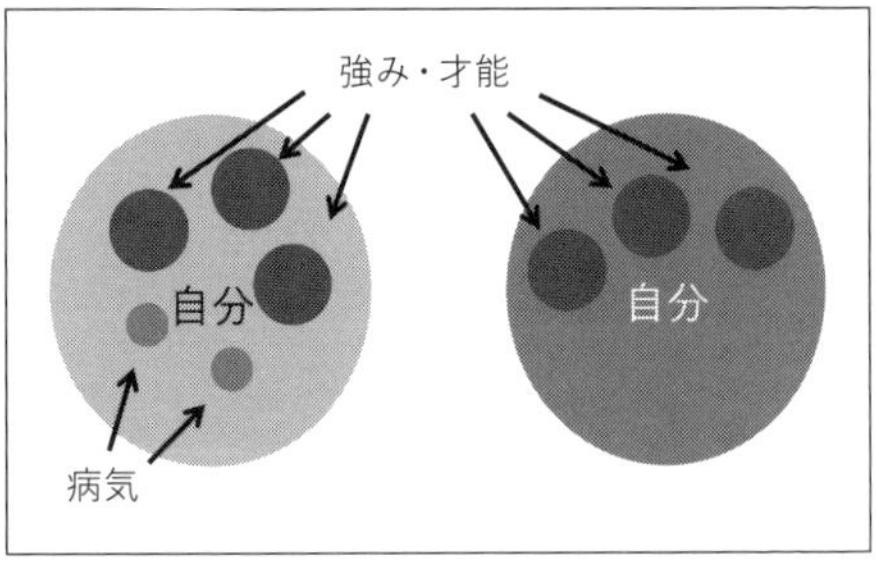

図⑪——「病気になった人」の捉え方

学生と教師のコミュニケーションには何が大切なの？

今度は、教育の現場に視点を変えてみましょう。学生と教師のコミュニケーションのありかたを想定してみましょう。

教師が卒業できずに困っている学生に対応する時、学生の出席日数が足りないことや試験成績で単位を落としたこと、就職先が見つからないことなど、学生が抱える多くの問題を取り上げて指導する光景が浮かびませんか？

しかし、学生にいくら問題点を指摘し、解決するように厳しく指導しても学生

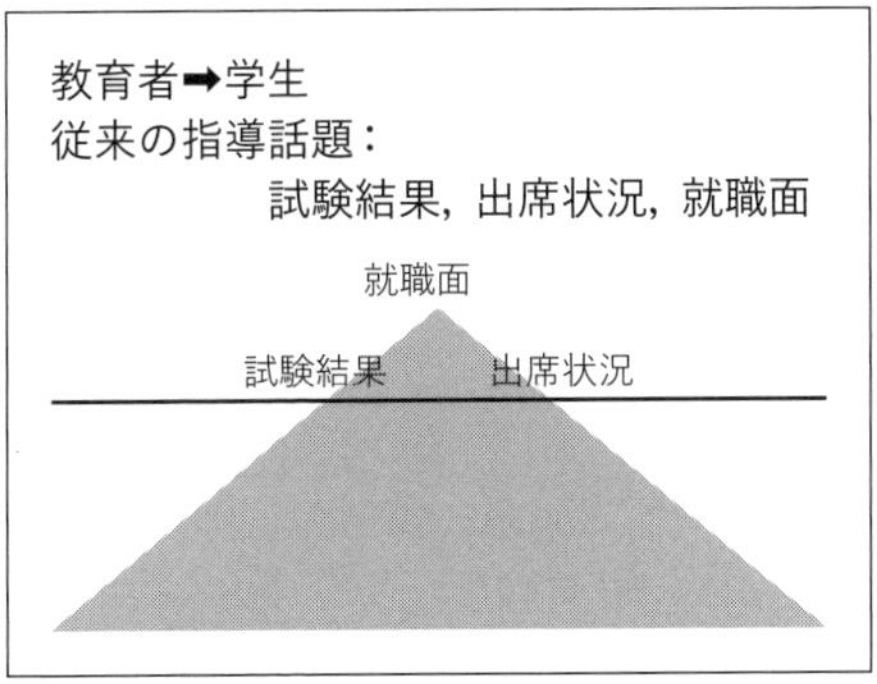

図⓬——学生との面談のモデル

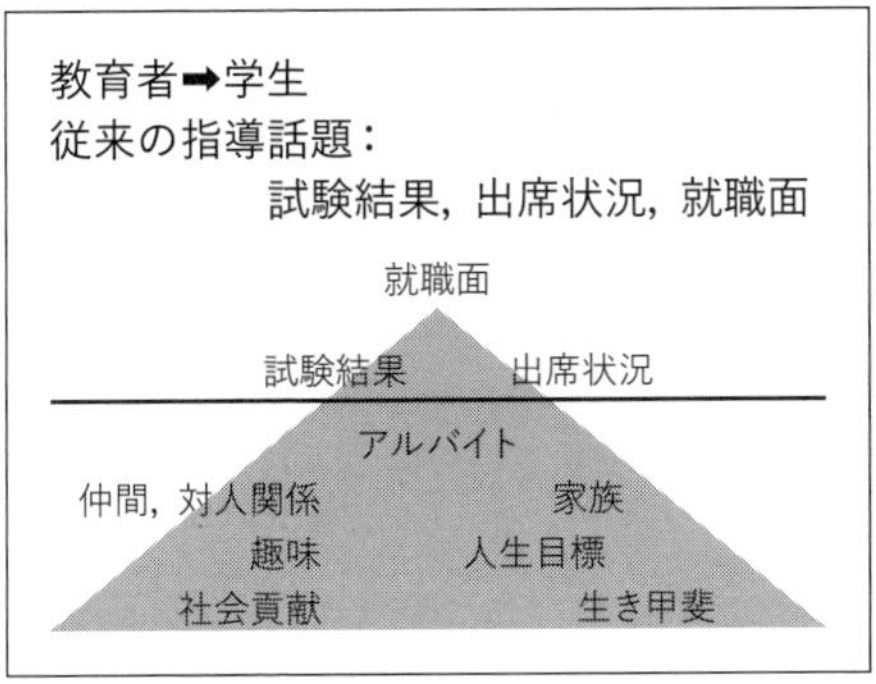

図⓭——学生との面談のモデル

自らのモチベーションが向上しなければ改善されません。かえって、厳しい指導の下に常に曝されていると、自己否定認知がますます強まり、自らの命を絶つことも後を絶たないのです。

それでは、教師が学生と話をする際に、他の視点はないのでしょうか。図⓬を見てみましょう。このピラミッドの上の一角が成績や出席状況、就職活動などですが、学生を「人」として全体的に見ると、底辺にはまださまざまな話題があるはずです。どんな話題があるか考えてみましょう。

◎

図⓭に示すように、学生を「人」として見てみる、学業や就職が学生にとってすべてではありません。彼らの家族や、対人関係、アルバイト、クラブ活動や趣味、社会貢献、人生目標、生き甲斐など多くの背景があります。こうした背景のどこか一点にでも学生のモチベーションが高まれば、その結果、卒業に対する重要性が再認され、その手段としての学業や就職意欲の向上につながるのです。教師が学生とのコミュニケーションにおいて、今後求められることもこうしたモチベーションの向上だと思います。

喫煙者への禁煙指導での切り札は？

同様なモデルに、図⓮のような、喫煙者に対する禁煙指導があります。喫煙者が煙草をやめるのに、喫煙による健康への弊害指

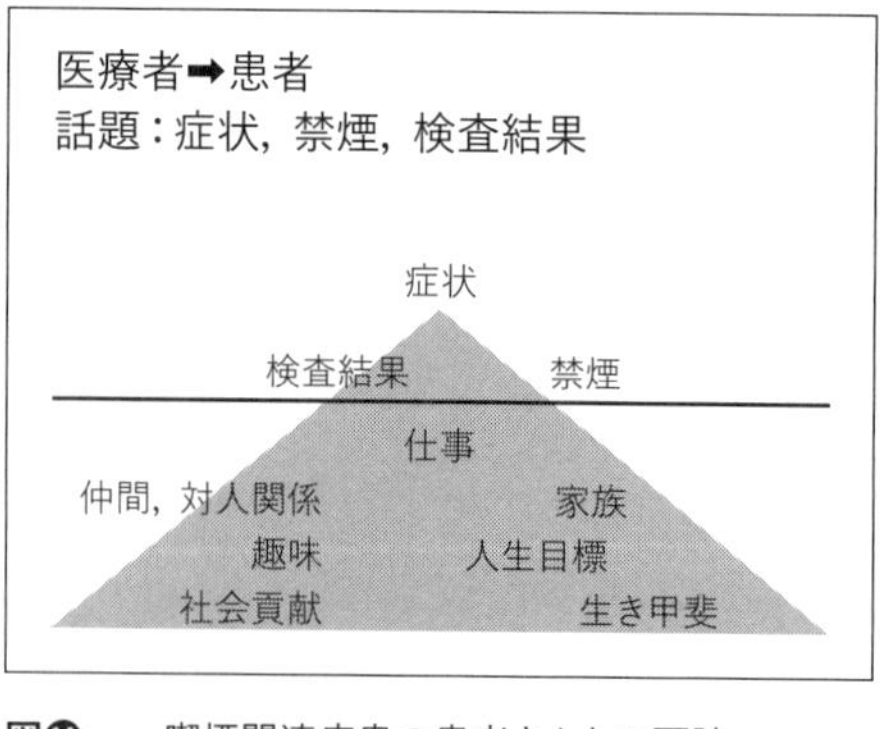

図⓮――喫煙関連疾患の患者さんとの面談

導が従来手法でした。タバコを吸っていたら、肺がんになるとか、心筋梗塞になりやすいとか、喫煙者に悪い話を聞かせる方法です。

しかし、最近では喫煙者が家族や、対人関係、仕事、趣味、社会貢献、人生目標などを考慮した人生計画を意識することで禁煙モチベーションが高まることも指摘されています。つまり、図⓮の底辺のどこかにモチベーションが生じ、「だったらタバコもやめよう」と連続性に禁煙モチベーションが生じるのです。

まったく同じことは、糖尿病や高血圧、高脂血症など生活習慣病の治療や指導にも言えます。図⓯がそれです。糖尿病の患者さんに食事や運動、生活リズム改善といった総合的な指導によって、糖尿病の治療を指導するためには、症状や検査結果、食事・運動ばかりの話題ではうまくいきません。指導されたその時点では「先生のおっしゃる通りです。頑張ってきます」と、食生活など改善意欲を持って診察室を出たとしても、数日経てばほとんど頭の片隅に残るだけで、実行に移すことは難しいようです。

しかし、図⓯のように、底辺部分の向上、たとえば金婚式の年に妻と海外旅行でも出かけて楽しみたいと思えば、それまで頑張りたいという目標が生まれ、少しは食生活も整えようという気持ちに至るでしょう。

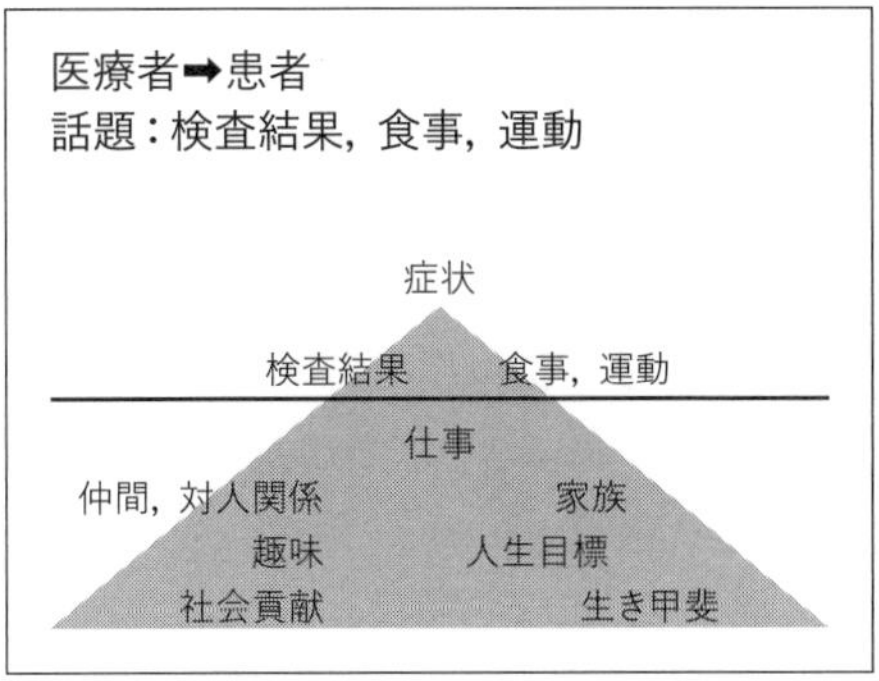

図⓯——糖尿病の患者さんとの面談

これからのコミュニケーションはPOSよりWOSだ！

こうしていくつかの例を挙げてみると、あなたはまた自分の考え方が偏りかけていたことに気づかれたと思います。自分の置かれた状況の一番目立つ事柄に目が行き、他の面に疎くなるのです。これは日常生活の中で粗にあります。普段、仲間と会話をしている時、どんな話題が多いでしょうか。振り返ってみましょう。

◉

仲間との会話で多いのはお互いの近況ですよね。そうなると、順調にいっている状況を話すことより、壁に突き当たってうまく行かないことや抱える多くの問題点、気まずい人間関係、自分の能力の乏しさなど、悪い点が話題の主となってきませんか。

最初のうちは、「君も大変なんだなあ。よくわかるよ」と言って、お互いの状況の厳しさを共感し、納得していても、次第に抱える問題が大きくなって、「あー、もうどうしようもないよ」と諦めの気分となってくるのです。気晴らしの会話であったはずが、二人とも暗くなってしまいます。

図⑯をご覧下さい。左のように、問題点を視点とした会話を続け

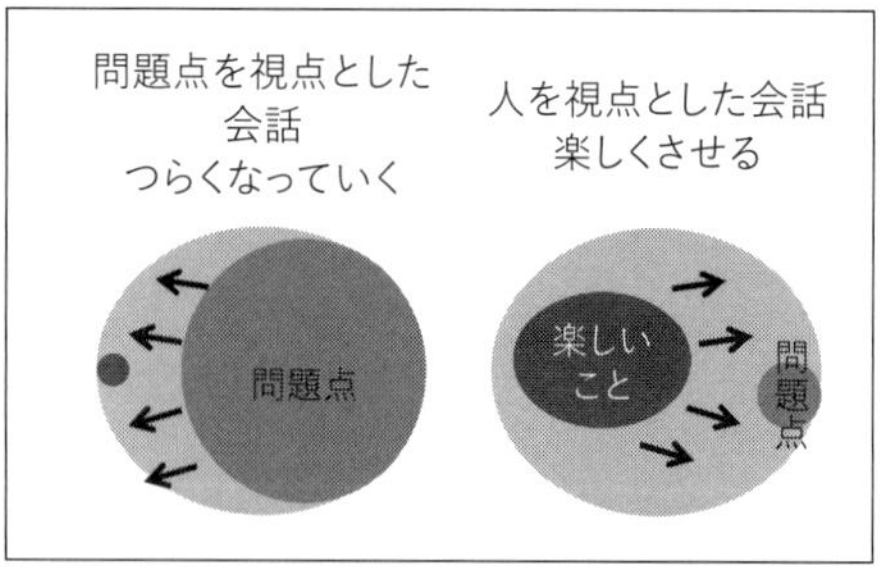

図⑯――コミュニケーション意識からみた
抱える問題点の捉え方

ていると、問題ばかりが拡大し、楽しいことが縮小してきます。しかし、右のように、たとえ問題を抱えていても、楽しいことや良かったことに話題を切り替えると楽しいことが拡大し、相対的に問題点は縮小していきます。そんなことは現状から逃げているに過ぎないという意見もあるでしょうが、果たしてそうでしょうか。

会話というコミュニケーションの中で気分が向上してくると、ものの見方が広がります。すなわち、これまでここで紹介してきたさまざまな視点が見えてくるのです。二人の会話の中で問題解決の模索ばかりに目を向けていると、辛さが込み上げ、やる気すらもなくなってくるのですが、気分が向上し、視点が広がると今までまったく気づかなかったような解決法を思いついたり、抱えていた問題の低さに気づいてもっと高度な水準から捉え直すことができてきます。つまり、当初の問題が自然消滅する場合だってある訳です。

実は、こうして取り上げたものの捉え方は、従来の一般的な考えとは異なります。もう、あなたは気づかれたでしょう。従来の考えとは、問題点を見つけ解決するといった方向性で、ＰＯＳ（positive orientated system）と言われます。一方、良い所を見つけ伸ばすといった方向性はＷＯＳ（wellness orientated system）と言われます。モチベーションを向上させるには、ＰＯＳからＷＯＳへの発想転換が今後発展しそうです。

子宮がんが消失してしまったうつ病患者さんの笑顔

ここで、ある患者さんのエピソードをご紹介しようと思います。

雪のちらつくある日のことです。六十代の女性が受診されました。彼女が精神科に来ることになったのは、子宮がんで全摘手術を受け、その後化学療法を受けているうちに、徐々にうつ状態となり、希死念慮が強くなってきたからでした。当時、化学療法の副作用から、頭髪はすべて抜け、食事も通らず、患部の痛みも伴うような毎日であり、彼女にとって生きる希望を失い、ひたすら死を求める日々を送っておられました。精神科を受診した時も「死なせてください」という言葉しか聞かれませんでした。

当初は抗うつ薬や睡眠薬による薬物療法を行っていましたが、希死念慮が消えることはなく、すべてに対して否定的になっていました。面談もがんの辛さへの共感傾聴が中心で、生活リズムの調整を指示するぐらいでした。そして、半年程経つと、希死念慮や、ネガティブ思考に変わりがなかったものの、睡眠と食事がしっかりとれるようになっていました。その頃から面談内容を大きく変えることにしました。それは、ひたすら自分の持つ良い点に目を向けるようにポジティブ指向にしたのです。

毎回面談では、辛いことは話題とせず、毎日の良かったことやわずかでも達成できたことを具体的に取り上げました。さらには、人との関わりを持つことで、毎日必ず、誰かに感謝の念を抱くことや、対面した人を褒めることといった目標をたてました。最初の頃は、こうした方法に彼女は否定的だったのですが、性格の真面目さから徐々に真摯に取り組むようになりました。

三カ月も経つと、状態は大きく変わり、彼女は積極的に町内にあるコミュニケーションの会に参加するようになりました。面談でも希死念慮はみられず、「最近はこんなことを始めました」とか、「こんな人たちとお話ししてきて、とても楽しかった」とか、自分で決定し実行することから満足を味わえたことを話すことができるようになりました。その後も町内での行事に積極的に参加し、太極拳を始めるようになると、面談内容はほとんどポジティブ内容となり、自分の抱える問題点についてはまったく聞かれなくなりました。

こうして、一年も経った頃です。珍しく、彼女の口から産婦人科治療についての話題が出ました。産婦人科では、一定期間の化学療法が終了した後は、検査が時々行われる以外は、ずっと様子見となっていたといいます。それも最初は、がんが以然程進行せず様子見となっていましたが、最近はかなり縮小しているとのことでした。そのことをとても嬉しそうに話し、今後もコミュニケーションをますます広げて毎日を楽しみたいと言っておられました。

その後、精神的にはうつ病は寛解しており、予防的に抗うつ薬を使っていました。そして、三年程経過し、彼女の口から「先生、がんが消えました」という喜びの言葉となったのです。今では、精神科には通院しておらず、わたしの企画する健康学習会Café Liensに毎回顔を出してくれています。

◉ポジティブ指向とネガティブ指向には黄金比率がある？

こんなエピソードを取り上げると、だったらどんな場合でも常にポジティブに捉えていたらすべてうまくいくと思いがちですが、果たしてそうでしょうか。どんな状況でもＷＯＳがいいのかを、次に考えてみましょう。

木を見て森を見ずに戻りましょう。いくら森を見ていても、木に大きな問題が起きた時はしっかり対処しなければなりません。誰かが捨てたタバコの火が木の枝に燃え移りかけている状況を見て、「雨が降りそうだし自然に消えるよ」と暢気な見方をしていては、火が徐々に広がりそのうち森そのものが燃え尽きてしまうことだってあるのです。人の場合でも同様で、早期がんを見逃してはなりません。早期発見は重要です。航空機の整備士にはＰＯＳの見方が重視されるのも当然のことでしょう。

ここで求められるのは、ものの捉え方のバランスなのです。ポジティブ指向とネガティブ指向のバランスこそもっとも重要なポイントなのです。それではどれくらいのバランスであればうまくいくのでしょうか？

◉

現在、米国で中心に研究がなされているポジティブ心理学によると、人生の成功にもっとも有効なポジティブ指向とネガティブ指向の比率は三：一であることが実証されています。この三：一の比率を黄金比といいますが、だったら二：一ではないのか、四：一とか、五：一ではといった疑問もあるでしょうが、数字の問題ではないとわたしは思います。

欧米人と日本人や東洋人ではそれぞれの民族特性もあり、楽天的な性格者と悲観的な性格者でも比率は異なるでしょう。しかし、重要なことはそのバランスが、ネガティブよりポジティブの方がいつも多いということなのです。ネガティブな面を見ていても、さらにいつもポジティブな視点から状況を捉えるなおすことができることこそ必要でしょう。

第3章――笑顔で毎日を送ろう

自己紹介をしてみよう

あなたは最近、自己紹介をされたことがありますか？　こんな風にお聞きすると、先週のランチ会で自己紹介しましたという人や、いろいろな集まりで時々しますという人、新しい会合に顔を出した時ぐらいかなという人、アルバイトなど就職面接からやってないという人などいろいろだと思います。

それではここで一度、自己紹介をしてみましょう。ちょうど今、向かい合った方が座っていることを想定して、自己紹介をしてみます。一分間ぐらい話してみてください。

◉

一分ぐらい話せましたか？　いきなり「山田と言います。よろしくお願いします」と言い出したものの、その後の言葉に詰まった方はありませんか？　名前を言ったものの、その後何を話したらいいかわからない。自分の出身地や仕事のことを言ってみたけど、「はあ、そうですか」と返されて振り出しに戻り、気まずい沈黙の中で視線のやり場に困ることにもなります。

それでは、自己紹介の基本について一緒に考えていきましょう。

まず、相手の目を見ながら右手を前に差し出します。すると、相手の方も手を差し伸べてくれます。次に、ぎゅっと握手をしながら、「よろしくお願いします」と、やや声高のはっきりした口調で呼びかけます。すると、相手の方も同じように「よろしくお願いします」と投げ返してくれるのです。まさに、キャッチボールです。

こうした切り出しの次に、あなたが最近感じたことで楽しかったことを話すのです。え？　自分のことを紹介するのでは？　と思われる方もあるでしょう。でもそこが大きなハードルで、名前をしっかり伝えるのだということを意識しすぎると、緊張感が先走り、名前に関連した情報伝達に限定した会話になっていきます。つまり、自分がどこの何者であるかといった素性を話していくばかりで、どこまで素性を明らかにするのかの戸惑いも出ます。

最終的には、自己紹介なので出身、職業などその人の属性を伝えることもありますが、その順番に決まりはありません。何と言っても、もっとも必要なのは、その場の明るい雰囲気で、会話の切り出しで双方が明るく気軽になれることがベストです。そこでお互いの楽しかったことを切り出しに使うのが、場の雰囲気を明るくするのに有効なのです。

しかし、これは場つくりの手段であることを忘れてはなりません。一方的に、自分の楽しかったことばかり話していては相手に嫌気が出ます。軽く自分の楽しかったことに触れ、すぐに「あなたはどうでしたか？」と返すことです。そして、相互の気分が和んでから、話を進めるのです。

自己紹介では、どんなことを話すとまた会いたいと思われるの？

次に、話を進める際にどんな話題にもって行くかです。自分の素性を話すことが多いでしょう。出身や職業、所属、趣味といった自分の属性の公表（I am ～、I was ～）です。好きな食べ物や映画、音楽などを話す（I like ～）場合もあるでしょう。こうした自己紹介も一つのパターンとしてあると思います。

しかし、わたしがお勧めするのは、自分がやりたいことの公表（I will ～）です。これからやりたいこと、たとえば、ボランティアや仕事、勉強、趣味、スポーツなどを話すか、今後広げたい人間関係を話すことです。

ここで、相手の方が同じようなことに取り組みたいと思っていたなら、すぐに共感、親近感が生まれ、「一緒にやりましょうか」といった行動化の進展にも繋がります。

初対面であっても、またこの人と会ってお話したいという気持ちに発展させることができるのです。自己紹介を情報伝達にとどめず、モチベーションにすることがお勧めです。

日常会話ではどんな話題が楽しいのかな？

こうした会話は日常会話でも同様です。図❶を見てください。

あなたが普段行っている会話のパターンを整理してみましょう。どの時間についての話題であるかを、時間の軸で過去、現在、未来と分けてみます。そして、良いことと、良くないことの軸で可能・不可能、成功・問題点、長所・短所と分けます。

こうした三×二の六通りのパターンで会話を分けてみましょう。あなたは普段どのパターンで会話を進めていますか？　もちろん、職場での会話、友人との会話、家族との会話でもパターンは異なります。これも意識して整理してみましょう。

◎

整理してみると、普段の会話において自分がどのパターンをよく使っているかわかります。職場の同僚との会話では、「まだ、仕事が終わっていない」、「仕事がはかどらない」といった現在・過去の不可能や問題点が話題となります。

親子や夫婦の会話でも、「こんなことしてたら成績伸びないわよ」とか「まだ、このことやってくれないの」といった、現在や未来の不可能、欠点が多いでしょう。

一方、友人との会話やお年寄りになると、過去の可能や成功がみられてきます。しかし、未来の可能や成功となると、話題になることは少ないでしょう。

それでは、どのパターンの会話をしている時がお互いに気分よくなれるでしょうか。考えてみましょう。

◎

やはり、今後成功することとか、良くなること、伸びて行くことといった、未来の可能、成功のパターンでしょう。お互いに会話を続けるうちに、「よし、やってみよう」といったモチベーションの向上や、「やれるかもしれない」といった自信へと繋がるでしょう。日常会話でもこうした会話のパターンを意識

	過去	現在	未来
可能 成功 長所	I was I could	I am I can	I will I will be able to
不可能 問題点 短所	I was not I could not	I am not I cannot	I will not I will not be able to

図❶——あなたが普段行っている会話のパターンは？

しながら話すことで、気分を良くしていくことも可能となるのです。

では、自己紹介に戻ってみましょう。自己紹介をする時、自分のやりたいことを話したり、人間関係を広げたいという方向性は、I will ～やI will be able to ～といった未来の可能性を話題にしていることに気づかれたと思います。

自己紹介でこうした未来の可能性のパターンをとることによって、お互いのいい雰囲気を保つことになるのです。

会話の基本とは？

次に、会話について基本から見てみたいと思います。

図❷を見てください。あなたが相手と二人で会話をしていることを想定してください。お互いに会話を気分よく、長く続けるにはどうしたらいいでしょうか？　考えてみましょう。

◎

会話をキャッチボールのようにイメージするととてもわかりやすいです。つまり、相手に投げるボールは相手の取りやすい所に投げ、相手もこちらに取りやすいボールを投げる、このパターンを続けることです。キャッチボールでは単純動作の反復ですが、会話ではどうでしょうか。相手の取りやすい所とは、相手の興味を持つ話題です。そして、相手もあなたの興味ある話題を返すことで会話となります。では、相互に興味ある話題

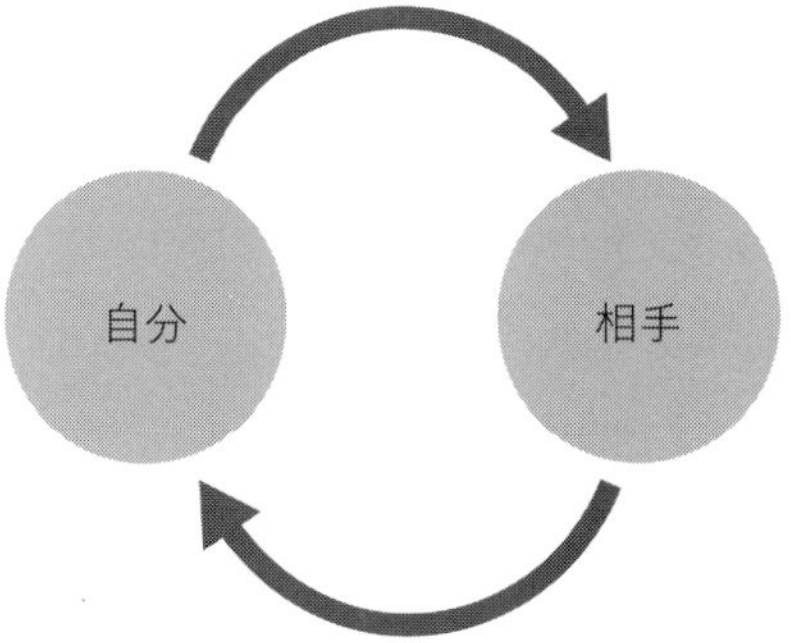

図❷——会話はキャッチボール

を続けていくにはどうしたらいいでしょうか？

◉

そうです。お互いの共通点にほかなりません。お互いの共通点を模索しつつ会話を広げていくのです。ここで、相手の興味ない話題を話しだしたらどうなるでしょうか。キャッチボールでは相手の取れない方向にボールを投げているようなもので、最初のうちはボールを取りに動いてくれていても、そのうち疲れてやめることになります。同様に、一方的に自分の話したいことを続けるとどうなるか、ボールを連続して相手に投げつけるようなもので、キャッチボール終了となるでしょう。お互いに会話を気分よく、長く続けるには、こうしてキャッチボールを意識しながら行うことがコツなのです。

それでは会話においてお互いの共通点を見つけ、広げていくとどうなるでしょうか？　考えてみましょう。

◉

お互いの共通点を知って得られるものは、連帯感、親近感です。互いに興味持つものへの共感から生まれます。さらにより深く共通点の擦り合わせを行い、自分に足りない部分の補填に当てたり、次のステップのヒントにするようになります。そして、単に知識の充足だけでなく、「一緒にやろうか」という共同モチベーションから次の行動にも繋がるのです。

◉

それでは、対面する人を想定しながらもう一度自己紹介を実践してみましょう。対面する人は初めて会った人です。最近あった楽しかったことにも触れながら、その人と気分よく会話を続けます。話題は相互の共通点を探りながら、自分のこれからやりたいことを話します。そして、今度また会いたいですねと言えるような気分にもっていくのです。「一緒にやりたいですね」という展開になれば最高です。

コミュニケーションゲームをやってみよう

今度は、コミュニケーションゲームをやってみましょう。誰か近くの人を呼んで、あなたとペアを組んでみましょう。そして、ジャンケンをします。

図❸を見てください。ジャンケンに勝ったほうがA、負けたほうがBで会話をします。

まず、but Noゲームからやってみましょう。たとえば、Aから「この会議のあと、お茶でも一緒にどうですか」と、提案します。Bは、「いやあ、このあと別の用事があって行けないですね。次回の会議の時はどうですか」Aは、「いや、次回の会議は出席しないので無理ですね。それじゃあ、これでさようなら」となります。

次に、Yes andゲームをやりましょう。たとえば、Aから「この会議のあと、お茶でも一緒にどうですか」と、提案します。Bは、「それはいいですね。ちょっとお腹も空いたし、一緒に食事でもどうですか」Aは、「食事ですか、いいですね。

- but NO

A 「○○しましょうか?」

B 「でも，いいえ□□ですから，△△しましょう」

A 「でも，いいえ◎◎ですから，××しましょう」

- YES and

A 「○○しましょうか?」

B 「はい，そして□□ですから，△△しましょう」

A 「はい，そして◎◎ですから，××しましょう」

図❸――コミュニケーションゲーム

だったら、Cさんや、Dさんも誘ってみましょうか。みんなで行きましょう」となります。
ペアでやってみてどうでしたか？　このコミュニケーションゲームから感じられたことを考えてみましょう。

◉

but Noゲームでは、相手に言われことをまず、「いや」と否定しているのです。一方、Yes andゲームでは、「それはいいいね」と肯定から入ってます。否定から始めるか、肯定から始めるかの違いですが、その後の展開が大きく異なることは、ゲームを実践すると感じますよね。会話の展開が尻つぼみになるか、膨らむかなのです。
この二つのパターンは両極端ですが、日常会話の中でよく用いられています。仲間同士ではYes andが多くても、家族ではbut Noが多くないでしょうか。これを知ると、家族の会話でYes andパターンを使うと雰囲気が良くなることもわかります。

人からの誘いをいい雰囲気のまま断るにはどうしたらいいの？

これまでの明るい会話の流れがわかってくると、人からの誘いをいい雰囲気のまま断る方法も見えてきます。次のような状況での会話を想定してみましょう。
「この会議の後でお茶でも一緒にどうですか？」と、知人に誘われました。あなたは自宅に用事があってすぐ帰宅しなければなりません。こんな時、あなたはどのように雰囲気を壊さずに断りますか？

◉

次のパターンは一例ですが、わたしが学生を対象にしたポジティブ心理のセミナーで、学生側から出された意見をまとめたものです。セミナーを進めるうちに彼らから実に素晴らしい意見が出てきました。

A「この会議の後でお茶でも一緒にどうですか?」

B「あ、お茶ですか。素敵ですね。ありがとう。でも……ちょっと今日は自宅に用事があって都合がつきません。ごめんなさい。また、今度誘ってくださいね」

ここには肯定、感謝、断る理由の明示、お詫び、別提案といった展開が短い会話の中にしっかり入れられています。提案を断ると雰囲気が崩れるという訳ではないのです。明るい雰囲気のまま断り、別れることもできるのです。

ポジティブな言葉とネガティブな言葉を整理しよう

次に、視点を変えてみましょう。普段使っている言葉を整理してみます。ポジティブな言葉とネガティブな言葉をはっきり分けてみましょう。思いつく言葉をできるだけたくさん書き出してみてください。

思いつく言葉

ポジティブな言葉とネガティブな言葉にはいろいろあります。図❹はその一部ですが、あなたはどちらの言葉を多く書き出せましたか？　当然、普段よく使っている言葉を想起する方が多いわけで、ネガティブな言葉が多いということは会話に使う用語にネガティブなものが多いのです。

　ある状況にあなたがいて、「うーん、しんどいなあ。大変だな。困ったもんだ。これは難しいなあ」という言葉が出てくるか、「うん、ナイスだ。面白そうだ。よし、やれるぞ」という言葉が出るかは、どちらの言葉を使い慣れているからでしょう。

　なかなか使わない言葉は、すっと出てきません。難しい英単語を多く記憶していても、英会話で使えないのと同じです。ポジティブな言葉を使い慣れてくると、会話の中でどんどん出てくるようになります。相づちを打つ時に、「それはいいねー」、「素晴らしいね」、「素敵だわ」と返すことができ、相手からの提案にも、「そうね、やってみるわ」、「了解です」と肯定することができるのです。

ネガティブ志向	ポジティブ志向
難しいな	やれそうだ
大変だ	面白いな
疲れたな	楽しいぞ
忙しい	充実している
困ったな	いけるぞ
どうしよう	ナイスだ

図❹——普段使っている言葉の整理

　それでは、会話の実践をしてみましょう。もし誰か近くにいればペアで試みてください。もし、一人でしたら、向かい合った方が座っていることを想定して、会話を始めてください。内容は、この一カ月で楽しかったことを相手に伝えますが、ポジティブな言葉をたくさん使いながら一分間ぐらい話してみてください。

◉

楽しかったことをポジティブな言葉を交えて話していると、言葉の抑揚はどうなりましたか。やや声高に高めのトーンで話していることに気づきませんか。そして、言葉だけでなく、楽しさを表現するのにジェスチャーを交え、表情も豊かになってきます。その豊かな表情が笑顔なのです。

「Stand, please!」と呼びかけたら、座ってくれた外国人

コミュニケーションは言語性のみで成り立つものではありません。状況の伝達にはジェスチャーや表情、言葉の抑揚など非言語性手段も必要です。たとえば、次のようなわたしのエピソードをご紹介しようと思います。

立っている外国人に、座ってもらいたくて「Stand, please!」と呼びかけたら、振り向いて頭を下げて座ったという話です。

京都の祇園祭で山鉾巡行を見学していた時のことです。巡行を見ようと大勢が道端に座って待っていました。その時、前から二列目にいた外国人のカップルが写真を撮ろうとしたのか立ち上がりました。五十歳ぐらいで、身長は高めの欧米人です。夏に肌を丸出しにする欧米人そのものの姿で、短パン姿の男性と、ミニスカートの女性、どちらもカメラを抱えていました。

男性はビデオカメラを持ち、首からカメラの紐をぶら下げる形にし、左手にビデオカメラを載せて、辻回しのシーンを撮ろうとしているようです。一昔前に海外旅行で見られた日本人姿の典型像を思い出すと愛着を感じさせる滑稽さでもありました。

その時のことです。「Stand, please!」と、男性の大きな声が耳に入りました。外国人の後方にいた高齢男性のようです。すると、外国人カップルは後ろを振り向いて、お辞儀をしてすぐに座ったのです。わたしは「えっ？」と、耳を疑いながらも、その瞬時の言葉のやり取りに、コミュニケーションの本質を感じ取ったのです。

言葉の意味は「立ってください」でも、自分のおかれた状況から「座った」のです。こうした状況での情報伝達は言語性の内容よりもむしろ、イントネーションやタイミングで規定されるものなのです。

つまり、楽しかったことはその内容よりもむしろ、話し手側の気持ちが笑顔や抑揚、ジェスチャーによって表現されることから伝わり、楽しい雰囲気を醸し出すのでしょう。

あなたは毎日の生活の中で笑顔が多いですか？

楽しく会話できている時に、相手の表情を見ると笑顔が見られます。次にこの笑顔について考えてみましょう。

笑顔とは、顔面の表情筋の動きが作り出す微妙な動きです。笑顔には自然に出てくる笑顔やつくり笑顔などいろいろありますが、あなたは毎日の生活の中で笑顔が多いですか？

◉

実は、米国の研究で、笑顔と寿命との相関が出されています。笑顔の少ない人より自然な笑顔がよく出る人では、平均寿命で七歳ほど長いことが示されています。つくり笑顔でも二歳は長生きができるようです。さらに、女性に対する三十年間の追跡調査で驚くべき検査結果が出されています。自然な笑顔の出る女性がほとんど結婚し、離婚がみられず、心身ともに健康であったという報告です。この研究結果はポジティブ心理学からの実証結果ですが、他にも修道女についての調査結果で、日記の中でポジティブな言葉を多く使っていた人の方が長生きしているといったことも報告されています。

さあ、あなたも笑顔をどんどん出して生活しましょう。まずは、鏡をながめて自分の笑顔を見てみることからです。きっと、自分の笑顔の素晴らしさに気づくでしょう。

コミュニケーション理論を少し知っておこう

それでは次に、コミュニケーションについてもう少し理論的に見てみたいと思います。

コミュニケーションはそもそも一人では発生しません。二人以上の複数の人がある場所に集い、それぞれの感情や思考、意志を相手に伝えることから生まれます。こうした場所を提供しているのが社会ですが、社会というとかなり多数の人で成り立つイメージがあり、コミュニケーションも多数の人同士の情報伝達が意識されます。しかし、コミュニケーションにおける感情や思考、意志などの情報伝達の基本は二人から生じます。この二人とは、自分（自己）と他人（他者）の二人です。

自己と他者の間における情報伝達の手法には、会話の中での言葉の内容による言語性コミュニケーションと、会話の雰囲気による非言語性コミュニケーションがあることは、先ほどお話しました。これについてもう少し詳しく見てみましょう。

◉日常生活の中で、自己が他者に情報伝達する際に大きく分けて三つのパターンがあります。

たとえば、あなたがある人に次のことを伝達することを想定してみましょう。「あなたが、先週の日曜日に、新幹線で東京に行ったこと。友人と会って、夕食で天ぷらを食べたこと。天ぷらがとても美味しかったこと。友人とお互いに楽しく話したこと」です。

情報伝達のパターンは三つ

伝達は次の三つパターンに分かれます。

まず、上記の伝達内容が書かれた文書をそのまま相手に渡すことです。相手は、渡された文書に書かれた文章を黙読し、その内容を理解します。

二つ目は、あなたが上記の伝達内容を相手に読んで口頭で伝えます。相手は、耳から聞いた言葉からその内容を理解します。

三つ目は、あなたが上記の伝達内容を相手との会話の中で伝えます。相手も相づちを打ち、状況に応じてその感想も述べます。そこでは言葉だけでなく、その音の大きさや抑揚、言葉とともに出される表情とジェスチャー、そしてその場に醸し出される雰囲気です。

三つの伝達パターンを示しましたが、これらは日常生活の中で実用されていることは皆さんおわかりでしょう。どんな場所で使われているか考えてみましょう。

◎

一つ目のパターンは、最近よくある携帯電話でのメール伝達です。二つ目のパターンは、電話での伝達です。そして、三つ目が対面してなされる会話なのです。

どの場合がもっとも正確に、自己の情報を伝達できるかは明らかです。対面して相手の目を見ながら、会話することです。言葉の詳細内容よりも雰囲気からの状況認知の方が真に意思の伝達が可能になるのです。「Stand, please!」と言っても、座って欲しい意図が瞬時に伝わった例もこれが基本にあるからです。

最近、携帯電話が広まり、コミュニケーションが弱くなったのもこれが一つの原因でしょう。近くにいるのに、その人と直接話さず、メールで伝達する。そして、メールに書かれた一つの文字から怒りを感じ、絶交になるケースもあります。

家族内でもこうした状況が増えていると聞きます。メールの文章の往復から怒りや疑念、失望等の感情が高まり、離婚の結末に至ることもあるのです。初期に、直接対面して、会話がなされていれば相互の行き違いが避けられたはずです。

コミュニケーションはお互いの妥協点で決まる

次に、コミュニケーションにおいて重要なことは、自己と他者のお互いの主張の受け入れです。自己と他者が、それぞれ言いたいこと、相手に理解してもらいたいことは山ほどありますが、どこまで相手の主張を受け入れるかがネックになるのです。人によってこの受け入れの基準は異なります。この基準が妥協点です。

人の人生経験の中でこうした妥協点の拡大と縮小によって生じる現象をもっとも如実に表しているものに夫婦仲があります。新婚当初は、誰もが相互の共通点を増やし、妥協点も広げようと努力します。そして、お互いに隠し事はなくそうとか、各自の交友関係や趣味関係にもできるだけ理解を求めようとしていくのです。

図❺をご覧下さい。このモデルでは、共通点・妥協点とは集合理論の夫∩妻です。このモデルでみると、新婚当時は、夫婦相互の努力から真中から上のように変化していきます。

新婚夫婦では、夫＝夫∩妻＝妻を理想状態に求めるカップルもよくあります。これは各自の生活面での全項目での一致を求めるパターンであり、各自のプライバシー部分が皆無に近くなります。このパターンが理想夫婦だとする意見がありますが、そこには大きな誤解があります。夫婦でも心理構造では自己と他者には変わりありません。時間経過によって必然的に変化していくのです。

　新婚状態が、月日が経つと変化していくのは誰しも経験があるでしょう。徐々にプライバシー部分が増え、その部分へ相互の理解が得られることで、各自が結婚生活とは別次元での個人生活を送っていくのです。

　これをモデルでみると、上から真中に戻っていきます。安定した夫婦関係とはこの状態です。相互に干渉しないプライバシー部分を持つことで各自の人生の成熟を求めていく。それは、相手に対して不一致部分を受容する姿勢です。他者への受容性は相互のコミュニケーションのもっとも安定した構造なのです。

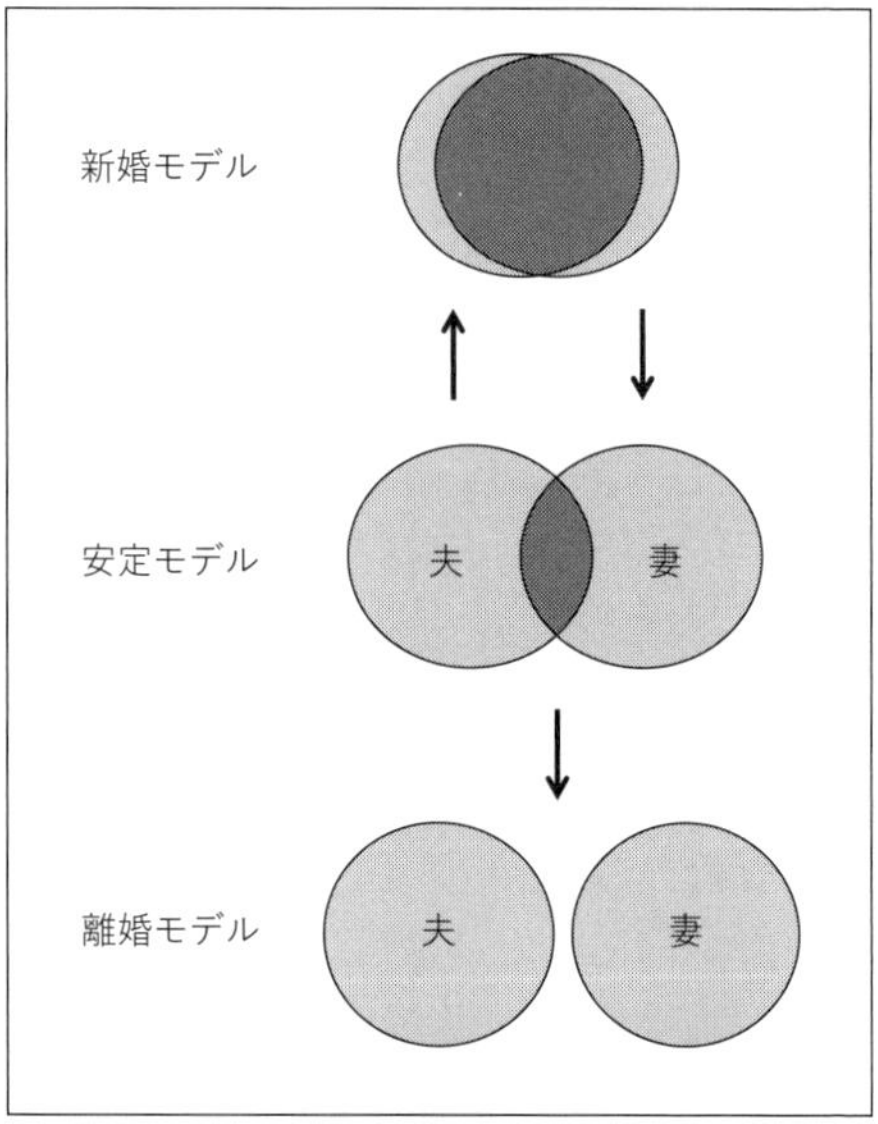

図❺——夫婦の共通点・妥協点の変化

　ところが、時間の経過とともに、真中から下に移行するパターンもある。これこそが、離婚状態です。共通点・妥協点が皆無になり、夫婦関係の必要性がなくなります。家庭内別居生活もまったく同じ構造です。どうしてこうした構造になるのでしょうか。理由は単純明快でしょう。相手に対して不一致部分が受容できず、生活面における共通点・妥協点の保全より自らのプライバシー部分の追求が優先されるからなのです。

　離婚のきっかけでよく聞く言葉に、妻から夫への突然の離婚提案だといいます。夫側はこの意図がまったく分からず、「俺のどこが悪い」とか、まったく無視して相手にしないとか聞きます。しかし、妻側は、「別にどこも悪くない」と言います。夫は「だったらなぜだ?」と聞くと、「あなたと一緒にいても楽しくないから」というのです。つまり、ここにはすでに両者の共通点がまったくなくなり、形式的に同居している状況であるのです。共通点を少しでも持つと、そこには一緒にいて楽しいことが少しでもあり、夫婦仲を保つことができるのです。

親子の関係もこのモデルでみると、幼少期には子どもが親にほとんど包含されていた状態が、子どもの成長とともに自己と他者の理想型に近づき安定していきます。この構造が親側からの過干渉で過度に共通点・妥協点を広く求めることが成長を阻みます。子どものことはすべて把握しようという親の気持ちが成長の阻害因子となることは、このモデルでみるとわかりやすいと思います。

このように、コミュニケーションにおける自己と他者の理想型は真中のモデルだといえるのです。相互の共通点や妥協点をある程度拡大していくことは重要で、共通点を持つことで親近感、共感が生まれ、次の行動段階にも発展させることができます。

これが一緒に何かを始める原動力となるモチベーションです。しかし、常時こうした相互の共感状況に置かれることには、緊張感と疲弊が生じます。そこには自己の安らぎの場でもある単独の時間・空間が必要となるのです。これが互いに干渉しないプライバシー部分であり、相互にこれを受容し大切にすることで各自の成長に繋がるのです。

シェアハウスはコミュニケーションの理想型

最近、若者の間でブームとなっているものにシェアハウスがあります。ここではまさにコミュニケーションにおける自己と他者の理想型の中で各自の生活を楽しむことができます。

シェアハウスでは暮らしをともにする者同士が、共通使用できるものを相互に認知し、経済負担を軽減する目的で始められたと聞きます。洗濯機やキッチンの利用、シャワーやトイレ、リビングルームなどの共同利用などさまざまなタイプがあります。共同利用することで使用料は安く済み、プライバシー空間はワンルームで可能となります。

しかし、彼らがこうしたシェアハウスを求めるのには、物的な充足よりもむしろコミュニケーションの充足でしょう。気軽にリビングルームでの談話を求め、共通点の拡大から別の共同作業に発展されることも可能です。そして、ここで見過ごしてならない事項は妥協点であり、不一致の受容性です。他者に感じる不満な点に対してある程度妥協していく忍耐力が必要です。

経済負担の軽減のみを目的としてシェアハウスに入り、他者と相容れない状況から挫折した例はよく聞きます。まさにコミュニケーションでみると離婚状態のモデルと同じ構造でしょう。この視点でみると、シェアハウスでの生活を送ることは、社会生活を送る上で最適な研修現場なのです。

第4章――優しいコミュニケーションを楽しもう

一緒に会話をしていて疲れるタイプとは？

お互いに興味のある話題が弾み、会話が楽しくなってくると、それぞれの表情に笑顔が出てくることをやりました。それでも身の回りのどんな場合でも、あなたが興味あることで、楽しくなる話題であるとは限りません。そんな時、あなたはどのようにして過ごしていますか？

◎

全然興味がなく、面白くない会議や講演会に出席していて、退出できない状況では、居眠りをしているか、スマートフォンを見ているか、他事を考えていることも多いでしょう。このように、自分が話す必要がなければ、すでにその場から自分を外すことも可能でしょう。

しかし、何人かのグループ会話に入っているか、特に二人の会話となると事情は異なります。あなたが興味を持っていなくても、何とかペースを合わせて付き合っていかなくてはなりません。こんな場合にどうしていくのがいいのか、考えてみましょう。

まず、こんな例から考えてみましょう。あなたが一緒に会話をしていて疲れてくるか、嫌気がさすようなタイプの人には、どんな人がいるのでしょうか?

◉

会話はキャッチボールであることを第3章でお話ししました。キャッチボールにならない時に疲れてくるのは当然です。キャッチボールで、あなたが取れない方向に相手がボールを投げてくると、そのボールを取りに逐一走らなければなりません。そんな状況が続くと疲れて、もう止めてしまうでしょう。一方的にボールを投げ続けられても同じです。

つまり、自分の知らない、興味のないこと、関心のないことを話されると疲れます。一方的に自分のことばかり話されても同様です。さらに、常に同意を求められたり、人の悪口ばかりだったりでも疲れるでしょう。相手の不満や辛いことばかり聞かされてもそうですが、反対に自慢話のように相手の良かった話ばかり聞かされても同じでしょう。会話で疲れないためには、キャッチボールで常に取りやすいボールを投げ返すようなやり取りが基本なのです。

会話をしたくなるタイプとは?

では、あなたが会話をしていて、もっとこの人と話したいという気分にさせてくれるようなタイプには、どのような人がいるのでしょうか?

◉

自分が知っていることで、興味があり、関心のある内容であれば、話す意欲が高まります。そして、時々、自分の意見を言う機会があることです。特に相手があなたの意見を求め、それに答える形であることがもっとも意欲が高まります。さらに、自分の困ったことを聞いてくれたり、それにアドバイスをくれたりすることです。あなたの良い所を指摘し、褒めてくれるともっと気分も良くなるでしょう。こうした会話をキャッチボールのように進めるとますます会話の意欲は高まります。

一般に、一緒に話していて楽しい人とはどんな人なのかを聞くと、面白く、冗談を言う人、話題の豊富な人など と、相手の話術や話題の豊富性に求めることが多いようです。これは、テレビなどを見ていて、こちらの方が一方的に話を受ける状況であれば頷けます。しかし、自分も会話に加わり、特に一対一の会話になってくると、事情は異なります。自分も話に加われることが楽しいことなのです。

相手が自分の話を引き出してくれて、自分の感じていたことが言えたり、自分をちょっと褒めてくすぐってくれるようなパターンに嵌るととても会話が楽しくなるでしょう。

日常生活の中で常にこうした会話パターンを意識しながら話していると、普段のあなたの会話も少しずつ変わってくると思います。会話の中で、相手の気分を悪くさせないような気遣いは、とても重要なのです。それは、会話とは必ず自分にはね返るもの、すなわち、キャッチボールだからです。

相手の気分を損ねず上手に断る方法は？

相手に気遣いしながら話していても、相手からの誘いや提案をどうしても断りたい状況もあるでしょう。こうした場合にどうするのがいいのか。第3章でも取り上げましたが、覚えていますか？

たとえば、こんな場合です。

会話の相手からあなたに、「今度の土曜日に一緒に映画でも観に行かない？」と誘われた場合です。その日にはちょっと付き合いたくないなと思っていた時、あなたならどうやって断りますか？

◉

この質問を、大学のわたしのセミナーの学生にしたら、彼らから素晴らしい回答が得られました。

まず、誘われたら「ありがとう」と、相手に感謝をすることです。

そして、その提案を「それは楽しそうで、いいですね」と、肯定することです。

しかし、断らなければなりません。それで、「でも、ちょっとその日は、別に用事があって行けません」と、はっきり先約があるという理由をつけて断るのです。ここでは、たとえ用事がなくても嘘も方便で、しっかりと断ります。

そして、「今度もまた誘ってくださいね。楽しみにしています」と、次回に期待をするかたちで再提案をします。

いかがだったでしょうか？　第3章のYes andゲームでも、同じような肯定と提案をご紹介しましたが、その際、気分が膨らんできたことは、経験されたでしょう。提案を快く断る場合も、同様に柔らかく応対できることが解られたと思います。

太陽と北風の寓話からわかるコツ

次に、相手の話に不愉快になった時には、どうしたらいいでしょうか？　不愉快な気持ちをそのまま直球で相手に投げてしまうと、いっきに雰囲気は崩れます。ここで、ある寓話を思い起こしてみましょう。太陽と北風の寓話です。

ある日、マントを羽織った男の人を見て、太陽と北風が勝負をすることになるという話でしたね。どちらが勝ったのか、覚えておられると思います。無理矢理、強風でマントを剥ぎ取ろうという北風は、目的を達することができず、太陽の照りつけによって、男はマントを脱いだという話でした。

そこで、会話に戻ってみましょう。あなたが会話をしていて、相手の失礼な物の言い方でなどで不愉快に感じた時、どのように対応するかです。

◉

相手の失礼な言い方から不愉快だからといって、それをそのまま伝えていては北風と同じでしょう。太陽のように、さまざまな角度から相手を持ち上げて行くと、相手の気分も損なうことなく、次第にあなたへの言葉使いも変わってくるでしょう。その結果、相手は必ずあなたの意図する方に折れてくるのです。

こんな場合はどうでしょうか？

どこかの受付で、あなたがその受付係から冷たい対応をされ、不愉快に感じた場合です。あなたがお客様だからといって、「何て、不愉快な言い方をするの？」と、高圧的に受付係に言うと、その場に緊張感が走ります。たとえ、受付係が謝るという結果になったとしても、後味はとても悪く、あなた自身の気持ちが良くなる訳ではありません。

あなたの方が、気持ち良くなれる対応としてどんなものがあるでしょうか？　たとえば、こんなのはどうでしょうか？

「お忙しくて大変ですね。でも、こうして大勢の人を助ける立場におられるなんて、きっと素晴らしいことに違いないでしょうね」

このように言われて、怒る人はいないでしょう。あなたの言い方が皮肉たっぷりだと解っていても、「ふん、なるほど、ちょっと冷たい対応をしたのかな」と、ワンクッションを置くに違いありません。

つまり、どんな場合でも、人に優しく話しかけることです。

気分を損ねない会話のパターンを知ろう

では、身の回りによくある場合を練習してみましょう。

二人の会話の中で、あなたの言い方によって、相手の気分を損ねてしまう場合と、気分を損ねない場合の二通りのイメージです。

状況①　スーパーのレジで店員がおつりを間違えた時

気分を損ねる言い方

「これ、違ってるけど、あんたこんな計算もできないの？」

気分を損ねない言い方

「おつりがちょっと違うと思うのですが、もう一度確認して頂けますか？」

状況②　あなたのご主人が夕食後に、食べっぱなしでテレビを見ている時

気分を損ねる言い方

「あなたはいつも食べた後に何もしない。ほんと自分勝手な人ね」

気分を損ねない言い方

「わたし、ちょっと大変で、お皿を少し流しに持ってきてくれると嬉しいんだけど」

二つの状況を出しましたが、言い方の差で気分はかなり変わりますよね。
それぞれ、どんな言い方の違いがあるのか考えてみましょう。

◉

どちらも、相手に不満を述べているのですが、言葉の使い方で相手の気分が大きく異なります。

店員がおつりを間違えた時では、一瞬「何で、このくらいのおつり勘定を間違えるのか」と、直感的に思ったとしても、それを直球で相手に向けると気分を害するのは当たり前でしょう。自分がその人の立場に立った時、どのように言われたら嫌な気分にならないでしょうか？

本来その時点で求めていたのは、誤りのないおつりをもらうという結果にすぎないのです。もう一度おつりを確認するように、柔らかく言うと、相手は必ず快く対応してくれるでしょう。そこに店員から、「すいません。間違えまして」と、ちょっとしたお詫びの言葉が入れば、あなたの気分もいい感じになるでしょう。

夕食後の片付けを気分よく手伝わせるには？

夕食後に、家事をするあなたとご主人との状況では、食事の後片付けをする自分と食べっぱなしの夫ということで、あなたが不満を持つのは当然でしょう。

そんな不満を相手に言う言葉も、素直に、片付けを手伝って欲しいと伝えることで、相手は動いてくれます。さらに、相手の気分を損ねない言い方で伝えると、あなたの意図する方に簡単に動かすことができるのです。それが、手伝ってくれると嬉しいという、素直な気持ちでしょう。

この対処をわたしは主婦の方に勧めたのですが、彼女はその後夫の方が時々片付けを積極的に手伝ってくれるようになったと言われました。「ちょっとおだてると、簡単に変わるわよ」と言うように、言葉の使い方で雰囲気は一変します。会話を行うどちらも、険悪な雰囲気作りを求めてはいません。

中学生の息子さんは、何と言葉をかけると勉強するようになるのか？

会話について、別のパターンを見てみましょう。

中学生の息子さんが夜にゲームを続けている状況です。まだ、学校の宿題はやっていないようです。こんな時あなたはお子さんにどのように言うかです。

「まだ、宿題もやっていないの？　ゲームをやめて早く宿題をしなさい」

このように言う方が圧倒的に多いでしょう。ではその結果、言われた一言から、お子さんが素直にゲームをやめて宿題に取りかかることはあるでしょうか？

まずないでしょう。それは常に親から指示・命令的に言われていると、お子さんは成長とともに従わなくなるからです。どうして、子どもが親の言うことを聞かなくなるのでしょうか？　考えてみましょう。

◉

反抗期だからということもあるでしょう。これは一理あります。子どもの正常な成長過程の中で、親の意見や指示に抵抗を示す時期があります。自立を求めた自己主張だからです。しかし、提示した例について、こうした子ども側の要因のみで捉えるのは行き過ぎです。なぜなら、言葉の使い方でかなり変わってくるからです。

たとえば、「ゲーム続けているけど、どうするの宿題は？　毎日こうしていたら、高校はどうなるかな？」と言うと、お子さんはどう感じるでしょうか？「そんなこと知るか、口を出すな」と感じ、あくまでゲームを続けるとしたら、反抗期に入っているのか、あるいはゲーム依存に足を突っ込んでいる場合もあります。

また、今まで命令・指示ばかりしてきて、急にこんな言い方をされても、すぐに変わる訳ではありません。しかし、親のものの言い方を、いつもこのように柔らかくしていくと、徐々に変わっていきます。知らない間にゲームを切り上げて、宿題に移っているようになるのです。これはどうしてでしょうか？

◉

答えは簡単でしょう。子どもの方は、宿題を早く仕上げたいからです。宿題をやりたくない気持ちはあるでしょうが、やり終えた方がいいことは解っているはずです。宿題をやらずにゲームばかりしていると、いい結果にならないことぐらい百も承知です。親としては、そうした子どもの心境をくすぐるような言い方をすることが必要なのです。「このままやらないとどうなっちゃうかなー」と。

相手の立場に立って話をするとは？

これまで、相手に対する言葉の使い方で、具体的な例を挙げました。これをまとめてみましょう。

図❶を見てください。言葉の使い方に二つのパターンがあります。

左を見てみましょう。相手に感情や事実を直接伝える言い方です。ここでは、視点は自己中心です。自己が他者に対して、自分の意図したことをそのまま話しているに過ぎません。他者の知らないこと、気づいていないことを直接教えるということです。「〜をしてはだめだ」、「これは〜です」、「〜をしなさい」、「こんなことをしていると〜になるよ」、「なぜ、早くやらないの？」などでしょう。

ここでは、どれも話し手が当初から結果を決めて、相手に指示・命令しているのです。親が子どもを教育する場合に、こうした言い方が必要とされる場合もあります。それは、軌道修正に適しているからです。しかし、いつもこの言い方ばかりを続けると、まさに馬耳東風となってしまうでしょう。会話の相手に、自分がどうしたらいいのかを考える時間が必要だからです。

右を見てみましょう。相手がどうしたいのかを聞く言い方です。今の状況についてどのように考えているか、その考えを聞く言い方です。ここでは、視点は他者中心です。自己は他者の意図する所を聞き出そうとしています。「〜をし

相手のために言う 教える	相手の立場で言う どうしたいか聞く
〜をしてはだめだ これは〜ですよ 〜しなさい こんなことしていると〜になるわよ なぜはやくやらないの	〜をしているとどうなるかな？ これは何だと思う？ 〜をしてくれると助かるわよ いつまでもやらないとどうなると思う？

図❶――会話のパターン

ているとどうなるかな？」、「これは何だと思う？」、「～をしてくれると助かるわよ」、「いつまでやらないとどうなると思う？」など、前者の言い方を変えることができます。

ここでは、相手の立場で聞く話し方で、聞かれた相手は、どうしたらいいのかを考えなければなりません。これは、状況に対する方向性を他者に決めさせるので、ある意味では他者の負担は重くなるかもしれませんが、会話の相手を尊重する立場であり、雰囲気は崩れないでしょう。

相手の立場で聞くには、相手が話題に興味を持つことが最重要です。これについては、第3章でやりましたね。お互いの共通点を擦り合わせ、連帯感、親近感から共感に持って行くことでした。ここでは、相手が興味を持つようにする具体的な手法を紹介します。

こんな言い方をされると「ほんと？」と思えてくる

あなたが何を言っているのかに、相手がしっかり耳を傾けるには、先ほども触れましたが、相手も行われている会話において主役になることです。

たとえば、こんな例を考えてみましょう。

年末にくじで家電など結構いい景品が当たることを会話する場合です。

①「くじで二～三%の人に家電などの景品が当たると聞きました」

②「あなたも家電などの景品が当たるかもしれないよ」

どうでしょう？　どちらもくじで景品があたるという、同じことを相手に伝えています。しかし、話された相手

でしょう。後者ではどうでしょうか？

前者では、客観的にくじが当たるという事実を聞いているに過ぎません。「そうですか」と軽くかわしてしまうでしょう。後者ではどうでしょうか？

「あなたも当たるかもしれない」と言われると、「ひょっとしたら当たるかも。当たったらどうしよう」というように、自分にくじが当たることを想定したイメージが一瞬でも浮かぶと、気分も良くなりませんか？　こうした雰囲気ができれば、会話が弾んでいくことは間違いありません。

会話内容には、一般ニュースや客観事実などが入ることが多いでしょうが、そこに直接相手が関連する具体的な形で話題に出すことで、会話が弾んでくるのです。

また、キャッチボールをうまく進めるには、相互が適度に返していかなければなりません。こうした時に、自分がつまずくとコミュニケーションが崩れるかというと、うまくこなせば簡単には崩れません。

たとえば、「こんな時、どうする？」と聞かれた時、自分の対処法を具体的に回答できることが必要ですが、いつもしっかり自分の対処法を答えられる訳ではありません。そんな場合は、ワンクッション置くことです。つまり、「あなただったら、どうするの？」と、聞き返すことでしょう。話し手の意見を聞き、その間に自分の考えがまとまってくることもあるのです。

会話というコミュニケーションにおいて、あなたも相手もどちらも主役としてキャッチボールを進めることが原点だからといえるでしょう。

これまで、会話のありかたを基本的にいろいろ見てきましたが、本書は会話の指導書などではありません。もっと、上手な会話手法について多くの書物が出ているでしょう。本章のポイントは、優しいコミュニケーションができることです。優しい相互のやり取りによって、あなた自身がいい気分の中で、いい雰囲気作りをしていくこと、それによって幸福感を築くことなのです。

話をしたら気分が楽になるとは？

会話によって幸せな気分になるとは、自分の抱え込んださまざまな思いを相手に伝えることで気持ちが楽になるという心理学的な効果があるからです。精神科のクリニックで行われている診療は、こうした心理学的効果を基本に面談がなされています。抱え込んだ辛い思いを吐き出すことで楽になる。ここでは、もやもやとした苦境が言葉として明確に表出されることで、自己の気持ちが落ち着き、どうしたらいいのかという迷いや漠然とした不安が解消されていきます。これをカタルシス（浄化）といいます。

さまざまな迷い、怒り、気分の落ち込み、不安や恐怖といったネガティブな感情が強くなると、先が見えなくなり、自己の置かれた状況がわからなくなってきます。そうした状況では、主観的に感じたこと、思ったことがすべて自分に跳ね返り、さらに不安を増強させていくことにもなります。

その状況での対処策が、冷静に自己の置かれた状況を話すことです。これは言葉によって状況説明してくことで、自己とその状況を客観視することができ、自分の考えや、感情、行動などを客観的に評価できるようにします。これによって、ちょっと悪く考えすぎているとか、落ち込み過ぎている、慎重になりすぎたなど、自分の現状への軌道修正がとれるようになります。

クリニックでは、辛く抱え込み過ぎた状況にある人が、その心境を話すことによって楽になるようにサポートするのですが、日常生活の中でいつもこうしたサポートが得られる訳ではありません。日常生活では、自分でうまく状況をこなしていくような、辛く抱え込み過ぎた状況に嵌らないような予防対策が重要です。そこで、日常会話の中で求められるのが、本章で取り上げた優しいコミュニケーションなのです。

優しいコミュニケーション（アサーション）とは？

優しいコミュニケーションのことを、アサーションといいます。自分の気持ちを伝えて自己のこころを軽くしますが、相手に上手に伝えることも必要です。

先ほどは、状況への不満の伝達として、柔らかい言葉で、言われた相手の立場に立って伝えることを練習しましたが、これがアサーションです。対面した状況への不満を軽くし、打開をはかります。

自分の気持ちを直接話す前に、ひと呼吸をおいて、次の具体的対応をおおまかに振り返ることです。

まず、自分が何を伝えたいのか、気持ちや考えをはっきりさせることです。先ほど紹介したようなカタルシスを求めて、いきなり相手に会話を投げかけると、相手は困惑します。伝えたいことが明確になると、相手に伝えて良いのか悪いのかが解ってきます。

次に、攻撃的に言う場合と、極端に遠慮して言う場合の二つのパターンを想定し、バランスのとれた表現に収束させてから話し始めるのです。そして、伝えた結果を振り返ることができれば、気分は安定していきます。

また、話し方にも工夫が必要です。何度も指摘したように、相手の立場を考慮し、穏やかな言い方で、簡潔に話すことです。

それでは、次のような場合について実践してみましょう。

あなたの知人（田中さん）から、知人の参加する行事に今度来てほしいと頼まれました。その知人は、日頃からあなたが親しくしている方で、普段からよく誘われ、付き合っていました。今回の行事も普段からあなたが行きたいと希望していた会でもありました。しかし今回は、その日に自分の家族と久しぶりに美味しいものを食べに、車で出かけることにしていました。

こんな時、あなたはどのように知人にお話ししますか？　そして、家族にはどのように説明されますか？

◉

前に取り上げた、上手に断る話し方を覚えていますか？

たとえば、「わたしですか？　お誘いくださってありがとうございます。田中さんの参加される会は、いつも楽しくて素晴らしいですよね。わたしもとても行きたいです。でも、その日はあいにく都合が悪くて行けません。久しぶりに家族で美味しいものを食べに出かけることにしていました。ちょうど重なってしまって残念です。また、今度是非誘ってくださいね」

感謝と肯定、明確な理由をつけた断りと、次回に期待を込めた再提案でしたね。知人に対しては、このような柔らかい言い方でその場の雰囲気を崩すことなく、気持ちよく断ることができます。そして、しっかり断れたことであなたの気持ちの方向性が家族に向き、その日は家族と楽しもうという意志が固まります。

しかし、知人に対して言葉を濁したり、結論を先送りにしたりで、曖昧に対応していると、あなたのその後の気持ちには、何か嫌なものが残ります。自分が参加したくてもできないこと、知人に迷惑をかけるのではないかという心配、どうして家族のことに自分が犠牲になってしまうのかという空しさと辛さ、運が悪い自分という自己評価、こんな状況で提案してきた知人への腹立ちなどが生じてきます。この気持ちを家族にぶつけてしまうと、いい結果にならないでしょう。

友人や家族を主に、日頃からの優しいものの言い方によって、あなたの気持ちを穏やかにしていくトレーニングが必要なのです。そして、コミュニケーションの中でいい雰囲気作りをし、あなた自身で幸福感に導いていくことでしょう。

第5章——自分の生活リズムを作ろう

あなたは生活リズムができていますか？

あなたは自分の生活リズムを規則正しく築いていますか？　朝起きてから夜寝るまでの一日の生活・行動パターンです。人によってこのパターンはそれぞれ異なります。それは社会の中でそれぞれの役割分担があり、行動時間や行動内容が異なるからです。しかし基本は、朝起きて夜寝ることでしょう。

一度ここで、あなたの生活リズムを振り返ってみましょう。紙に時間を書いて具体的に行動内容を書いてみるとわかりやすいです。そこで付録の週間生活表（巻末参照）を使って、一週間のパターンを整理してみましょう。整理すると、あなたの平日と休日との生活パターンの違いもわかり、生活リズムの見直しに役に立ちます。

◉

書いてみていかがでしたか？　結構、日によってバラバラだと思います。朝起きて、夜寝ているから規則的に過ごせていると思っていても、食事の時間がバラバラだったり、帰宅時間が遅すぎたり、休日は午前中を寝込んでいたりなど、日常の生活リズムに影響を与えている事項が意外と多いのがわかります。この日常の生活リズムを規定する上で、もっとも重要な要素は何でしょうか？　まったく難しいことではありません。眠ることと、食べることというもっとも基本的なことなのです。

まず、眠ることがなぜ生活リズムを規定する上で重要なのかを考えてみましょう。

◉ヒトの一日リズムは二十五時間なの？

実は、ヒトに限らず、あらゆる生物に時間を感受する機能があり、これを生物時計といいます。ヒトも一日を単位に、寝起きを繰り返しているのは、この生物時計の機能が作動しているからです。それは、太陽が一日のリズムで昇降を繰り返しているからとも言えますが、すべてではありません。

その理由を示す実験があります。太陽光のまったく入らない環境で過ごすという実験です。その環境では、常時光がついたままで、時間がまったくわかりません。そして、お腹がすいたら食事を取り、眠くなったら適当に眠り、読書などの退屈しのぎも自由にできる環境にするのですが、実験開始直後は、二十四時間リズムで寝起きがみられても、次第に二十五時間リズムで安定してきます。このことはヒトの生物時計が実は、二十五時間リズムで規定されていることを示しています。

では、なぜ実際の生活リズムが二十四時間なのでしょうか？　ここに太陽を主とした、光の刺激が関与するのです。脳の松果体から分泌されるホルモンのメラトニンとの関連からリズムが規定されます。これを概日リズム（サーカディアンリズム）といいます。

これは、光刺激によってメラトニン分泌が増減するからで、夜間に光がなくなるとメラトニンが増えて眠くなり、朝覚醒するとメラトニンが減ります。こうした光刺激によるメラトニンの増減調整によって概日リズムができるのです。そのため昼夜逆転など、生活が不規則になり、昼間に太陽の光を浴びないような生活を続けるとメラトニン調整に支障をきたし、不眠症の原因ともなります。こうしてみると、眠ることが生活リズムの規定に、いかに重要なのかがわかるでしょう。

太陽の光によって、規則正しい生活リズムを築くこと、これを先人たちは生活の知恵で習得してきました。「早寝早起き病知らず」ということわざは、まさにこれを証明する言葉でしょう。

◉食事はなぜ一日三回なの？

次に、食べることを見てみましょう。食べることは、エネルギー補給に必要なために行われるのですが、食べる回数や時間は生活リズムの規定に必要があるのでしょうか？　考えてみましょう。

食べることについては、文化論との関連を多くの人が述べています。産業革命の頃までは西洋でも朝食と夕食の一日二回であったと言います。日本でも近年までは二回だったようです。それが近年になって、先進国を主に三回として普遍化してきたのは、医学や栄養学の発展との関連がありそうです。食物を体に摂取してからの生理機能が解明されてきたからでしょう。

食物摂取後は消化器系の機能が高まり、エネルギーと栄養の吸収に体が基本的に専念できるように神経系がコントロールします。これが副交感神経です。一方、空腹となると食欲が高まり、次の食物獲得に体を動かすのも神経系で、交感神経です。

このように短時間に調節できる仕組みを、短時間フィードバックシステムといい、その代表が交感神経と副交感神経の自律神経です。この自律神経バランスを整えることが、心身の健康にとても重要なのです。自律神経バランスを調整するには、食事の回数を三回に決めることで、朝、昼、夕に約五～六時間間隔で食事を取ることがもっともバランスよいと言われます。さらに最近では、夜間に十二時間以上の食事をとらない間隔を設けることが肥満の予防になることが指摘されています。

こうしてみると、食事の時間が生活リズムのペースメーカーとして非常に重要なことがわかると思います。朝、昼、夕の一日三回、決まった時間に食事をとることが重要なのです。

一日を午前と午後の二つの枠で決めるとうまくいく！

生活リズムについて、睡眠と食事の視点で見ましたが、この二点を決めると、とても規則正しい一日の生活リズムが規定されます。昼間の活動と夜間の休養という、基本も確立されます。これが午前、午後、夕食後という三つの活動の枠の規定です。午前、朝食後にどんなことをして過ごすのか。午後、昼食後にどんなことをして過ごすのか。夕食後はどのように過ごすのか。夕食後は、入浴など就眠前にしっかり休養を取り、安眠できるような環境を作ることが必要です。そこで主に一日の活動として決めるのは、午前と午後の二つの枠になるでしょう。

午前、午後の各枠でどんな活動を行うか、つまり課題を具体的に決め、それが十分達成できたのかを一日の振り返りで行うのです。これによって、課題を実行できた自分を評価することができ、具体的な課題を達成することで一日の達成感や満足感となり、今後の自信にも繋がって行きます。この一日で施行する具体的課題を短期目標と言いますが、これについては後でとりあげます。

思考や運動など、行動の活動性を高め、施行後の充足感を得るには、アドレナリンの作用が求められます。ジョギング後の高揚感と同じです。このアドレナリンの作用を、午前と午後の枠の中で課題を施行することに利用すれば、もっとも効率が良くなることはもうおわかりだと思います。アドレナリンは交感神経系の物質ですから、食事の機能に関連した副交感神経系とバランスよく作用するためには、規則正しい食事時間が求められるのです。

それではもう一度あなたの記載した生活表を見てみましょう。これまでにお話しした、睡眠や食事の時間、午前・午後の活動の枠といった視点で整理し直してみると、すでにできていたことと、できていなかったことが見えてくると思います。

生活リズムを週、月、季節、年で見よう

生活リズムをこれまで一日単位で見てみました。そして、それを週の単位でまとめてみたのですが、生活リズムにはまだ、月、季節、年など他の単位で見ることができそうです。生理学的に関連が強いのは、月の単位です。その理由を説明しましょう。

ヒトなど生物の生理学的メカニズムには、環境の変化に適応していくという基本があります。多少の環境の変化があっても、適応できるような機能を備えているのです。それが恒常性の維持（ホメオスタシス）です。この機能には、環境変化に即時対応できるような短時間フィードバックシステムと時間をかけて対応していける中期・長期フィードバックシステムがあり、前者が自律神経バランスで、後者がホルモンバランスです。

このホルモンバランスの一部に性ホルモンがあり、ほぼ一カ月単位に分泌が増減し、成人女性の生理を引き起こします。女性が生理前後に、体調や気分に変化がみられ、疼痛や苛立ちといった症候が見られることがあるのもこ

のためです。でも元来、妊娠の準備期間としてこの機能があるので、種族の保存という生物の基本であり、女性の特権でもあります。一カ月の生活リズムの単位は、この生理機能と大きく関連しているのです。

次に、季節の生活リズムは自然の変化に関連しています。特に季節感の明瞭な日本では季節の単位が明確となり、行事の規定に用いられています。そこでは先人たちが季節に応じてさまざまな生活慣習や季節行事を組み入れ、自然にうまく適応できる工夫をしてきました。この季節の生活リズムには、季節そのものを受け入れ、自らの生活や人生を楽しむということ、そして季節の変化から生きることへの感覚も磨いてきたと思いますがいかがでしょうか。

年の単位には、一年の計は元旦にありという言葉が示すように、一年の基本があり、あらゆる仕事や教育、行政などがこの基本で動いているとも言えます。ここでは、自分の方向性を見直すいい機会となります。これまでに設定した中・直期の目標や生活リズム（短期目標に基づくもの）を継続するのか、変更するのかを振り返り、軌道修正もできます。この機会をいつにするのかは、新年を迎える時や新学期を迎える時、夏休み明けなど自分に応じた時期に行うことができるでしょう。さらにこの長期目標の設定と達成できたかをみる自己評価が、十年、二十年など個人ごと行われ、最終的に人生目標へと繋げて行くことができるのです。

◎旅行に行くと生活リズムは崩れる？

次に、生活リズムを規則正しくずっと続けられるかという、継続性について見てみましょう。

規則正しい生活リズムを築いても、たまにこのリズムが崩れることがあります。どんな時でしょうか？

旅行に出かけた時はどうでしょう。日中の行動状況から食事の時間がずれ、就寝時間が遅くなり、起床時間が遅くなるか、あるいは、睡眠時間が短くなります。一日、二日の旅行なら、すぐリズムは戻りますが、一週間近くになると、旅行から戻ってからのリズムが戻り難くなります。特に、日中の行動が普段に比して活動性が上がっていると、帰宅後に一時気が抜けたようにぐったりすることがあります。海外旅行がもっともいい例です。時差ぼけといった生活リズムの乱れも加わるからです。

旅行以外には、宴会での夜更かしもありますが、一～二回ぐらいなら生活リズムの立て直しは難しくありません。もっともリズムを崩しやすいのは、盆休みなどの夏休みやゴールデンウィーク、年末年始といった長期の休みです。多くの人が、就寝時間、起床時間とも遅くなり、午前中の枠では何もせず「ぼーっ」と過ごすことが増えるからです。そのように何もしない時間が増えると、空腹感が生じにくくなり、食事を取る時間も遅くなり、リズムが大きく崩れるのです。

そして、食事の時間がバラバラとなって、睡眠のリズムも昼夜逆転になり、体から警戒信号が出てきます。それが、頭痛やめまい、吐き気、食欲低下、胃腸症状といった身体症状や不安などの自律神経症状なのです。自律神経バランスの崩れによって、交感神経系と副交感神経系の双方のサインが出てくるのです。

さらに、睡眠リズムが大幅に乱れると、なかなか寝付けなくなったり、一度寝付いても途中で目が覚めなかなか眠れなかったり、朝早く目が覚め、熟睡感がなく、昼間にうとうとするなどさまざまな睡眠障害の症状が出てきます。この状態が続くと、うつ状態に陥ってしまいます。

では、生活リズムの乱れを戻すにはどうしたらいいでしょうか？

◉

以前できていたリズムのように、朝しっかりと起きることからの開始です。起床時間を決め、朝食を取り、午前中の枠で活動するといったワークを、毎日続けることで、再び生活リズムができてきます。最初に始めた時はとてもしんどく、朝の覚醒も悪く、体もだるく、もっと布団に潜っていたいのにと思うでしょう。しかし、リズム調整というういわゆる行動療法によって、回復は早期に可能なのです。

生活リズム調整にもっとも効果のある、行動療法をご紹介しましょう。これは朝の日課として、毎日こなす作業でルーチンワークといいます。

わたしも以前、夏休みで長期の休みになった際に、朝に朝食を取るくらいで何もせず、のんびりと時間を過ごしたことがありました。しかし、その後はいくら時間があっても結局は何もする気になれず、せっかく長期の夏休みがあって、たっぷり時間があってもまったく何も達成することができなかった経験があります。その後、休日でも他の日と同様に、朝の日課をルーチンワークとして毎日こなすことにしました。朝のルーチンワークが生活リズムのスターターとなり、一日を過ごすためのモチベーションの向上にもなりました。

あなたはルーチンワークを持っていますか？

わたしの朝のルーチンワークを紹介します。

六時半に目が覚めて、すぐに布団を上げます。ベッドを使っていた頃もありましたが、今ではあえて敷き布団にしました。その理由は簡単で、朝に布団を上げるというワークを取り入れたかったからです。このワークをするには結構体力を使いますから、眠気が醒めてきます。そして、トイレと洗顔、着替えです。その後、朝食を取りますが、必ず家族四人で一緒にテーブルに着き、「いただきます」と言ってから食べます。何とも単純でしょう。しかし、朝に家族がともに顔を合わせ、会話をしながら食事を取ることは家族コミュニケーションのためにもとても重要なことです。

朝食を終えると、わたしは玄関にお香を焚きます。こうすることで嗅覚からの爽快感も得られます。次に、メダカ鉢に餌をやり、新聞を取ってきます。その次がわたしのルーチンワークにとって重要なことで、玄関の前に水を撒くのです。この習慣は京都では昔からよくされることで、一日の始まりとして身を正す意味があり、わたしもワークに取り入れたのです。

水撒きが終わると、今度は犬の散歩です。約十分間近所を散歩するのですが、これには単純に犬を散歩に連れて行くだけでなく、わたしには四つの意義があります。一つ目は朝のルーチンワーク、二つ目は適度な運動、三つ目は近所の方とのコミュニケーションです。朝の同じ時間帯に近所の方と顔を合わせ、挨拶することです。いつも五〜六人の人とすれ違いますし、朝の挨拶をすることで気分の向上にもなり、別の機会での絆にもなっています。四つ目は習い事の復習です。歩きながら、大鼓（おおつづみ）の旋律を復習していきます。大鼓とは、能楽の中で小鼓、笛とともにされるお囃子の一つで、鼓を叩くことと「はっ」、「よおー」、「いやー」、「はっほんよー」などさまざまなかけ声を組み合わせていきます。この能楽の大鼓を習い事として行っているので、散歩しながらその旋律を復習していくのです。

散歩から帰り、新聞を見ていると妻がコーヒーをいれてくれます。このように紹介しているととても時間をかけているように感じますが、実は六時半に目覚めてから、コーヒーを飲むまでは四十分間に過ぎません。

そして、バイオリンを弾き始めます。約三十分バイオリンを弾いてから出勤となるのです。これが朝のルーチンワークですが、このワークを毎日こなすことでとても気分が整い、モチベーションも上がります。そんなことから、今では休日でも同様にワークをこなし、一日のスタートにしているのです。

このワークを一〇〇%継続させているかというと、そこは柔軟に対処しています。休日は三十分程開始を遅らせているし、早く出勤する場合は、バイオリンを弾くことを省いているし、雨が降った時は水撒きや散歩が省略もされます。しかし、朝のルーチンワークとして意識することで、一日のスターターとなります。

生活リズムとストレスコーピング

規則正しい生活リズムを築き、継続させることで健康な毎日を送ることができることはできます。そこで、次に一日の活動枠において、どんな活動をして過ごすのか、その内容について見てみましょう。具体的課題を設定することが重要であることは述べましたが、毎日、ずっと同じ課題に面しているとどうでしょうか。課題をやり終えたことでその時点での達成感はあっても、毎日同じ状況が続くと、続けていくことへの飽きが生じ、何かを機に止めてしまうこともあります。

だったら先人たちの農作業なども同じでないかという意見もあるでしょう。でもそこには、自然との協調性が強く、災いを避ける祈りごとやお祭りなど、季節の行事や生活慣習が組み入れられ、継続の糧としているのがわかります。

しかし、現代社会では、仕事の面から見ると、職場での人間関係という大きなストレスの要素があり、この**ストレスの対処**（ストレスコーピング）が求められるようになります。

ストレスコーピングには、規則正しい生活リズムが第一となりますが、次に、毎日行動する課題の内容も必要なのです。毎日の課題を、仕事関係ばかりにしていると、その仕事にミスが生じて、達成感が得られなくなった時に、上司からの叱責や同僚との軋轢、自信の喪失などネガティブ要素がどんどん増えてきます。そのようなストレス因子が溜まってくると、対処できる視点も狭くなり、自分の周辺にある問題点ばかりが気になります。この状況にならないようにすることが、わたしのお勧めしてきたポジティブな捉え方でしたが、覚えていますか？

仕事のミスや仲間との衝突、感情的な落ち込み、自信の喪失など、仕事のことばかりを見ていると抜け出せなくなります。毎日の課題として仕事しか見ていないからです。ここで必要になるのは別の課題です。つまり、息抜きをすることです。

あなたの一日を円グラフで整理してみよう

それでは、ここであなたの毎日の課題に対する意識を分けてみましょう。課題としては、①仕事のこと（主婦の場合は家事）、②家族のこと、③趣味などの自分の楽しみ、④仲間付き合い、といった四つの分野に分けてみましょう。これを円グラフにしてみると、各分野の比率はどうなるでしょうか？　ただし、これは直感で構いません。実際の作業時間ではなく、課題の重要さとして意識される歩合です。

毎日の課題として仕事しか見ていない状況とは、図❶のように、円グラフで八〇％以上が仕事で、他には二〇％ほどしかないことです。この状況が続いていると、もっとも比重の高い分野につまずくと、他の分野への意識の切り替えができず、うつ状態へのきっかけにもなります。

もし、仕事でつまずいても、家族との団欒があり、自分の趣味で気が紛れ、仲間との話ができてい

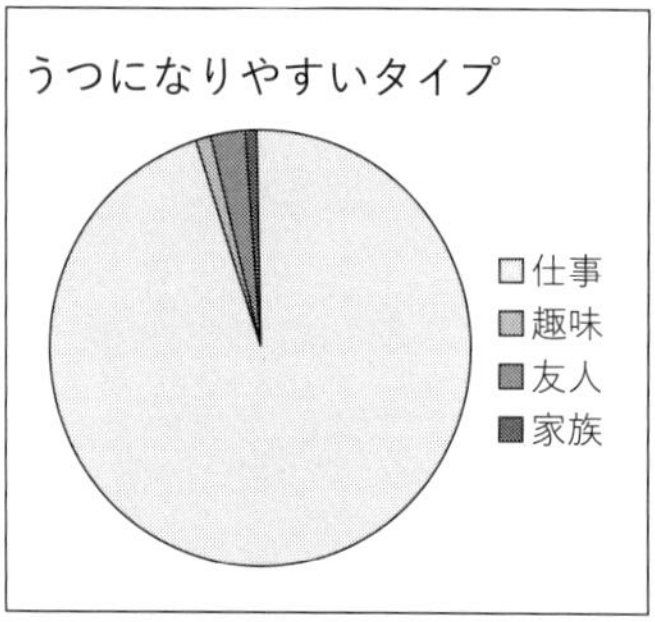

図❶——生活の中での意識の円グラフ

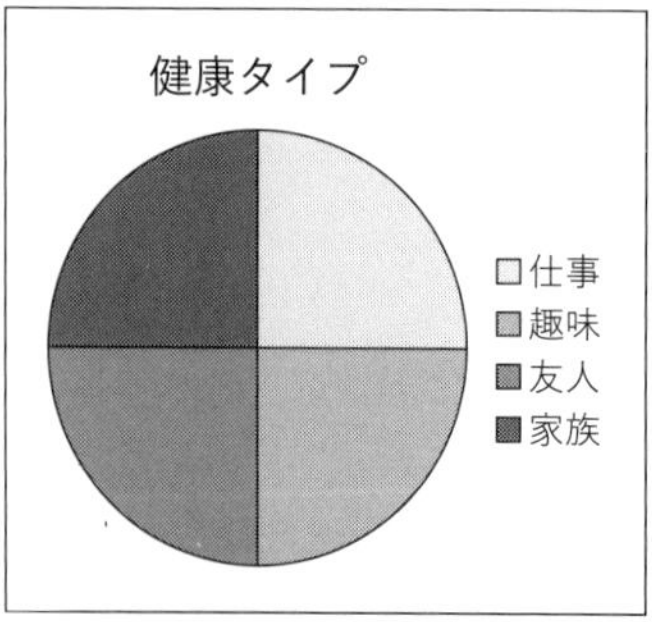

図❷——生活の中での意識の円グラフ

れば、意識や視点を柔軟に転換することによって、モチベーションが保たれ、当初の問題解決への糸口にもなるでしょう。こうした意識や視点の転換は、家族や仲間との衝突があった時や、趣味で失敗した時のように、別の分野でのつまずきでも同じです。

こうして考えると、具体的な課題の設定も一つの分野に限定せず、図❷のように、各分野にバランスよくとることが、**ストレスコーピング**に適していることがわかるでしょう。

無目的な過ごし方は悪いの？

これまで課題の設定ということを何度も繰り返してきましたが、具体的に設定すると言っても、たとえばどんなことにすればいいのか疑問になりませんでしたか？　会社で仕事をされていない方にはわかりにくいかもしれません。例を挙げてみましょう。主婦の方が一日を過ごす例です。

午前中に、仲間たち三人と喫茶店で会って一時間程話をする。買物で、今晩と明日の食事の材料をスーパーで買う。

午後は、図書館に行って本を借り、読書を三時間程する。夕食の仕度をする。

一日で行う短期課題を具体的に設定するとは、こうした例でまったく構いません。なんだ、こんなことはやっているし、なんの意味があるのかと思われるかもしれません。でも、毎日必ずこうした具体的な行動を組み入れているでしょうか？　前にも説明したように、何をするかを初めに決めず、結局何もせずに「ぼーっ」と過ごしてしまうということが問題なのです。無目的な過ごし方をしないことです。

無目的な過ごし方は悪いのか？　といった疑問も出てくると思います。これについて考えることは決して悪いことではありません。しかし、こうなると哲学論になってきます。過去の偉人の書物に、無目的な時を送ることとこそ、最高の幸せであるような言葉が見られますが、これはその時代背景が現代とは異なることを考慮する必要があります。

産業革命以前の当時は、人がそれぞれ何らかの束縛を受け、自由のない社会であったからです。そのため、人がみんな自らの自由を求めること、これが永遠の課題でもあったのです。生まれてから死ぬまで、先人に決められた生き方しか進むことができないといった状況が、大昔から近年まで長期にわたって続いていたのです。もっとも人々の求めた幸福は、束縛からの解放、自由だったと言えるでしょう。そうした状況下では、無目的に過ごすことこそ幸せであったといっても頷けます。

しかし、今はどうでしょうか？　現代社会では自由は保証され、自らの人生の進路の選択は自由になったのです。その上での幸福感の追求は、自由を求めていた頃とは異なるのです。それこそが、充実した毎日を送ることになっていくのではないでしょうか。

充実した生活とは達成感にあり！

話を戻しましょう。無目的な毎日の過ごし方ではなく、充実した毎日を送ることが重要だとなると、どんないい方法があるかということになります。これが、前にも説明した、一日にすることを具体的に決めるという、短期目標の設定です。一日ずつの短期目標を設定し、それを毎日達成できたかどうか振り返るのです。つまりここでは、短期目標での具体的内容についての意義よりもむしろ、目標が達成できたかどうか自己評価することが重要なのです。内容が何であれ、目標達成できたと自分を肯定できることです。

例示した主婦の、スーパーに買物に行くといったことに意義があるのもこのことです。スーパーに買物に行くという自らの行為を肯定し、達成感が得られていれば十分なのです。買物に行くだけでは達成感など得られないと言う方もおられるでしょう。それは買物を曖昧に捉えているからです。買物に行って、帰宅しても、課題を終了したという気になれないのは、買物という自分の行為がはっきりしていないからです。

たとえば、買物に行く際に、メモ用紙に必要な物を書いておいたことはありますよね。そして、すべて揃った時に「ほっ」とした気持ちになれたことはありませんか？　今晩の食材を買いに行くという目的が決まっていれば、具体的に何を買うのかメモ用紙に書いておくと、すべての食材を買いそろえた時点で、課題を達成したことになります。この時点で得られた小さな達成感こそ重要なのです。小さな達成感を積み重ねることで、一日が満足したものとなっていきます。

こうした日常生活の自分のさまざまな行動に対する達成感と満足感が、頭の中で無意識的になされることが理想なのですが、もしできていないならば、文字や数字として取り出しながら評価することをお勧めします。買物のメモ書きと同じです。

無意識的に行われる行為を明確に記録として残すことを外在化といいます。その外在化によって自分の行動を客観的に評価することができ、どれくらい課題が達成できたかを振り返ることができます。特に、わたしのお勧めするのは、あなたの行われた行動を肯定していくことです。買物のメモ書きで、かごに入れた物を線引きして消去するのも同じで、課題の達成を一つ一つ、肯定しているのです。

短期目標設定のトレーニングをしよう

それでは、ここで短期目標設定のトレーニングをしてみましょう。
あなたの身の回りにあることで、今日からすぐに取り上げることのできる課題です。

読書で何ページまで読むか、散歩やジョギングで何分動くか、買物で何を買うか、買物でどこに行くか、友達と会って話すのにどこで何時間ぐらい過ごすのか、来週提出するレポートで何を今日行うか……など人それぞれでしょう。

◉

では、こんなことを設定した方はありませんか？　今日の午後は曲を微かに流しながら、「ぼーっ」としていようといった、「何もしない」という課題です。これも実は課題の一つであることはおわかりでしょうか？　先ほどは、目的無く過ごすことは良くないことを言いましたが、今回の課題としての「ぼーっ」と過ごすということは、目的無く過ごすこととはまったく意義が異なります。それは何もせず過ごすことを目的としているからで、そのように過ごせた自分を事後評価し、達成できればそれで十分意義があるのです。

極端な例を出しましたが、とにかくその日の課題を意識することが重要です。次に、その自己評価です。「あー今日もできなかった」、「今日もだめだった」というように、できなかったことに目が行く方がとても多いのです。あなたはどうでしょうか？

達成できたというように肯定することが重要だったはずが、できなかったという否定をしていては、幸福感は得られません。ここには、自己評価の在り方に問題があります。第6章の強みを見つけて磨くというところでもお話しします。目標の設定を理想水準にしていては、なかなか達成感が得られない。最初は低くしておくことが必要で、ステップアップすることで最終目標に到達するということが大事です。

ここの短期目標の設定でも同じなのです。低めに設定することで、自己評価した際に達成度が高く得られます。とても良くできたという◎、できたという○、今一だが何とかやれたという△、できなかったという×の四種に評価するのがいいでしょう。また、0％〜100％までに10％ずつ振り分けると、％評価もよく用いられますが、数字にこだわる方には前者がお勧めです。それは○であればいいという肯定がもっとも重要だからです。

パーセント評価では、60％で達成ですが、100％にはまだ達していないという、未達成感が残ることから、主観的に「だめだった」というイメージとなっては効果が出ないのです。未達成感から次へのモチベーション向上になる場合は良いのですが、この場合も未達成を意識しているよりむしろ、達成できた部分を意識し、次の目標設定に意識が行っているから、モチベーションにつながるのです。

とにかく、「まあ、これくらいでいいや」という、六割評価ができることがもっともいいのです。これがポジティブな肯定なのです。

明日から是非始めてみてください。そして、短期目標の設定と評価には巻末の週間生活表を使ってみましょう。あなたの日常生活の中で、自分の行うことを肯定できる、そんな自分が見えてくれば、きっと幸福感が得られるでしょう。

第6章——自分の強みを見つけて磨いてみよう

息子さんが通知表を見せた時、あなたはどこに目がいきますか？

あなたは普段、自分のタイプについていろいろな視点で見ることがありますよね。背が高い方だとか、丸い顔だとか、目が二重だとかの外見から、大雑把とか、神経質とか、几帳面とかの性格面から、金遣いが荒いとかケチとかなど、捉える視点によってさまざまなタイプとして自分を振り分けています。

では、次のような質問をされた時、あなたならどのように答えますか？

あなたの息子さんが学期末に通知表をもらいました。あなたは息子さんに「通知表を見せてね」と言って、息子さんが見せてくれた結果が図❶です。

最初に、あなたが息子さんに何と言うか、考えてみましょう。

◉

国語	算数	理科	社会
5	2	3	3

図❶——息子さんが学期末に通知表を見せてくれた。あなたは何と言う？

通知表の結果は、国語が5で、算数が2、理科と社会が3でした。この結果に対して、あなたが息子さんに何と言うかですが、大きく二つのパターンに分かれるでしょう。つまり、「国語が5だったのね。よく頑張ったね」と、国語の好成績に目がいくタイプと、「算数が2じゃないですか。どうしてこんなに悪かったの」と、算数の悪い成績に目がいくタイプです。

国語の好成績を褒めるタイプでも、国語の好成績しか意識されていないタイプ（タイプ1）と、算数の悪い成績を意識しながらもまず国語の好成績を褒めるタイプ（タイプ2）に別れるでしょう。そして、算数の悪い成績を責めたタイプにも、国語の好成績を認めながらも算数の悪い成績を責めるタイプ（タイプ3）と、算数の悪い成績にしか目がいかずに責めるタイプ（タイプ4）に分かれるでしょう。この四つのパターンをタイプ1、2、3、4とすると、あなたはどのタイプだったでしょうか？

一般の方にこの質問をすると、大半の方がタイプ2のようです。次にタイプ3です。また、タイプ1は脳天気で、タイプ4がシビアすぎるというのが皆さんの意見でしょう。

では、このタイプ2とタイプ3の違いはどこにあるでしょうか。どちらのタイプも、意識されている成績判断の状況はほぼ同じでしょう。どちらのタイプも国語が好成績であることと算数の成績が悪いことは両方ともしっかりと意識されており、最初に親として息子に対して口から出てきた言葉の違いに過ぎません。

ここで、第2章のWOSについて思い出された方もあるでしょう。客観な事実を主観的にどう捉えるかでしたよね。ポジティブに見るのかネガティブに見るのかでした。そして、普段から使い慣れているパターンが会話に出やすいことも覚えておられるでしょう。

つまり、タイプ2の方は、息子さんとの普段の会話でポジティブパターンをよく使っている方で、タイプ3の方はネガティブパターンが多い方でしょう。また、タイプ4では、まったくポジティブな事象が見えていない方だということがわかるでしょう。

あなたが幸せを感じるのは一体どこから？

では次に移りましょう。質問が変わります。あなたがどこに幸せを感じるのかといった質問です。そんな単純に解るわけがないという方もあるでしょうが、気軽に考えてください。

あなたが人生を捉える指標のうち、次の四つの指標で見てみましょう。図❷のように、金銭・経済面の指標と仕事、家族関係、自分の趣味といった四つの指標です。この順番は特に関係ありません。

つまり、四つの指標が全部そろっていて幸せを感じるのか、それとも三つなのか、二つなのか、一つでもあれば幸せを感じられるかを聞いているだけなのです。欠けているものの違いを聞いているのではありません。たとえば、一つ欠けている場合は、どれか三つが満たされているということです。

あなたなら、どこに幸せを感じるでしょうか？

		全部	3つ	2つ	1つ	なし
1	お金	○	○	○	○	
2	仕事	○	○	○		
3	家族	○	○			
4	趣味	○				

図❷――あなたはどこで幸せを感じますか？

◉

いかがでしたか？　一般の方にこの質問をすると、三つという方がもっとも多く、次にすべてでした。二つという方はわりと少なく、一つのみという方はごく少数です。これを見ると、かなりの方が幸福感を感じるために、ご自身に多くの充足を求めておられることがわかります。

幸せとは完璧のこと？

それでは、話を一つ前に戻しましょう。息子さんへの対応です。ここでは、国語、算数、理科、社会の四つの指標のうち一つしか5がなく、さらに一つの指標は2でもあったのですが、すぐに、頑張ったという褒める言葉が息子さんに出されていました。

ところが、あなたが自分のこととなるとどうでしょうか。かなりシビアな評価に変わっていませんか。四つの指標のうち、三つ以上を求める人が圧倒的に多く、一つでは満足できる方はほとんど見られません。これはどういうことでしょうか。

幸せを感じるための四つの指標で考えてみましょう。やはり、自分自身のこととなると、まだ自分にない指標の充足に意識がいくのです。つまり、自分の持つ問題点や欠点が最初に意識され、まだ未達成であることが再認されてしまいます。そして、未達成である今の状態では幸せを感じてはならないと、短絡的に自己評価に陥ってしまうのです。

それでは幸せを感じるためには完璧でないといけないのでしょうか？

◉

これを考える時、幸せの追求は常に向上して行くという、人の持つ欲求という習性を知る必要があります。たとえば、金銭欲求です。

金銭に恵まれない状況にいると、たまたま得た少額の金銭でも喜びは大きいでしょう。子どもの時のお年玉や新入社員の初任給などがそうでしょう。最初のうちは、これまで自分に無かった物が獲得できたことへの充足感から喜びの感情も生じるのですが、定期的に獲得できていると、そうした充足感は消失し、喜びもなくなります。そして、充足感をさらに得ようとすると、より高額な獲得でないと生まれません。金銭的にハイレベルな生活環境になってもその喜びを感じられなくなるのはこのためなのです。

この心理反応に似ているものに、覚せい剤などの神経刺激薬があります。初回に得られた快楽が、持続使用で得られなくなり、使用量も激増するのです。ここには、刺激を重ねるにつれて、反応閾値が上昇する神経の「耐性」というメカニズムが関与しています。

耐性がもっとも生じやすい欲求心理が金銭獲得欲でしょう。高額な宝くじを当てた人の幸福感の追跡調査が米国でなされていますが、ほとんどの人が一過性の幸福感であってその後衰退したといわれています。幸福感が継続している人には、金銭獲得後に別の要素が追加されなければなりません。それは金銭獲得欲の充足からではなく、寄付やボランティア活動資金への切り替えなどから生まれた、他者に奉仕するという欲求達成感でしょう。こうした他者奉仕から生じる幸福感については第10章でお話しします。

幸福感を決める基準とは？

さて、こうした欲求の習性を理解した上で、幸福感の満足度を見た時、視点を二つのパターンで捉えると、幸福感の満足度がまったく異なることに気づかれると思います。それは最初に設定された時の幸福感の基準です。

一つ目のパターンは、一番最初から幸福感の基準を完璧に近い、いわば理想像のような状態に設定する場合です。ここではどんなに努力し、ステップアップをして行っても、たどり着けないという状況となります。すると、それは理想像をステップアップの最終駅というか、それに近い状況として位置づけ、現状がステップアップの中間段階や未達成の状況となると、まだ理想像からかけ離れていると、自己認識されてしまうことです。

理想像からかけ離れている自分を認識し、まだ未熟であり、幸福には至っていないという認知の修正が行われてしまうのです。こうした過程が繰り返され得ることで、せっかくステップアップで上昇していてもなかなか幸福感に至れないことにもなります。

もう一つのパターンでは、最初に幸せの基準を低めに設定して行くことです。こうすることで、最初に設定した基準がクリアできたという達成感による幸せに浸ることができます。たとえ最初の基準が低くても、それを達成できたことから初めて自信を持つことができます。この自信が次のステップへのモチベーションとなり、着実にステップアップへの方向性を定まります。そして、目標設定、実行、達成感、自信、次の目標設定という継続となって行くのです。

こうしたステップアップ方式は、身の回りに限りないくらいの例があります。

例を挙げてみましょう。跳び箱、走り高跳びなど体育の授業を思い出されるといかに多いかがわかります。また、漢字力を高めるための漢字検定などもそうでしょう。漢字検定試験を受け合格することで、受かった級から自分の現在の漢字力を認識し、さらに級を上げて行くことで漢字力を向上させて行きます。英語力を高めるための英語検定試験も同じように活用できるでしょう。

そもそも教育というのもこのシステムであるはずです。しかし、その捉え方を誤ると活用できずに辛さのるつぼに嵌ってしまいます。学習による達成感が取り組みの最初に得られないと、学習の習慣化ができず、成績も伸びず、自己能力の否定にも陥るのです。

体力や、勉強といった知識の向上のみが、こうしたステップアップ方式に有効な訳ではありません。人生そのものをこのパターンで捉えることが幸福感の継続に役に立つのです。山登りにたとえてみましょう。

山登りは幸せに浸れるとても簡単な方法なのです

たとえば五〇〇メートルくらいの山に登ることを考えましょう。京都で言えば、大文字山です。比較的低い山なので、気軽に登ってみようという気になれます。そして、登り始めるのですが、途中から結構しんどくなり、休憩を何度も求めるようになります。中には「どうしてこんなしんどいことをあえてしたんだろうか」と、山登りのチャレンジを後悔する人もいるかもしれません。

しかし、かなり登った時点で見晴らしが良くなり、下界が広く見渡せるような場所に着くと、自分がかなり登ったのだということと、あと少しで頂上にたどり着くのだということを実感できるようになります。そして、多少きつくても、最後の一踏ん張りで頂上に登り着こうというモチベーションに繋がり、山登りを実行しきることで最終目標の頂上にたどり着くことができ、その時点での達成感とその幸福感に浸ることができるのです。

ところが、この達成感とその幸福感に浸っていられるのはそんなに長くは続きません。すぐに幸福感でいたことを忘れてしまうのです。これが人の持つ性というか、先ほどお話ししたような欲求心理の耐性です。でも、次に七〇〇メートル級の登山計画を立てれば、必ず同様な達成感とその幸福感に浸れます。そして、徐々に、高さを高めて行くことから、三七七六メートルもの日本でもっとも高い富士山の登山にも成功する日が訪れるのです。

また、人にはそれぞれです。中には、キリマンジャロやヒマラヤ、そして最高峰のエベレスト登山を目標とする人もいるのです。しかし、すべての人がエベレストを登らなければならないのではありません。大文字山の山登りを一年に一回することで、生きている素晴らしさを感じることのできる人たちもいます。このように自分に合った目標設定のコツをつかむことが、幸せの継続に必要なのです。

ステップアップ方式で幸せをつかもう

次に、目標のステップアップの方法です。ここでは、繰り返し話してきたように、自分がまだ解決できていないことに取り組むのではなく、自分の持つ強みに着眼し、そこを伸ばして行くことで、その結果各レベルでの目標達成に至れることを知ることです。そして重要なことは、ある程度のレベルに達してからその経過を振り返ってみると、すでに過去に問題であったことや、未解決なこと、欠点であったことなどが解決していたりすることも少なくないことです。

たとえば、ある予備校教師の話があります。偏差値の優秀な科目と、劣る科目のある生徒を指導する際にどうするかという話です。どこの大学に入学したいのかという明確な目標を立て、次にまずどこから手をつけるか。彼は、もっとも優秀な科目の偏差値を上げることだと言い切っていました。劣る科目の成績を上げることにこだわっていてはいけないとも言いました。

まず、優れた成績を伸ばすことで自信がつき、勉強の取り組みにやりがいが生まれ、苦手な科目にも手が回るようになる。これは、先ほど取り上げたように、目標達成には現在の問題点の解決でなく、強みの向上というわたしの方針とまったく同じことなのです。

あなたの強みとは何？

これまで強みという言葉を繰り返し用いてきましたが、それでは強みとは何でしょうか？　強みについて考えてみましょう。

強みについて考えてみようとすると、ぼんやりとした概念でよくわからないかもしれません。そこでまず、あなたにとって強みを表す言葉にどのようなものがあるのか整理してみましょう。そして、強みを表す言葉と対照に弱みを表す言葉について、実生活の中で感じられる言葉を整理してみましょう。

実生活の中で感じられる言葉

図❸に示したものはごく一部ですが、第3章で示したポジティブな言葉とネガティブな言葉と近いものがありますね。あなたが考えたり、行動する時にこうした強みの言葉が自然と出てくるもの、そうした考えや行動があなたの強みなのです。とは言っても、こうしたご自分の状況に気づくことそのものが苦手かもしれません。

全部	弱みの言葉
わくわく 満足 大好き 興奮	退屈 不満足 ストレス 消耗

図❸——強みの言葉と弱みの言葉の整理

単語から
あなたの強みを見つけよう

そこで、今度は言葉から感じられる親近感から自分のもつ強みを見つけてみましょう。図❹に七十五個の言葉を提示してみました。ここに示した七十五個の言葉はかなり多いですが、比較的よく使われている言葉です。これらの言葉について一つずつ、あなたにとって親近感が持てる言葉なのか、あまり感じない言葉なのかを直感的に決めてみましょう。そして、下記の親近感のある言葉に○をつけていきましょう。

◉

次に○をつけた言葉の中から、もっとも親しく、大切だと思える言葉を三つ選び出してください。そして、特にそのうちの一つについて、その言葉をアピールする文章を作ってみよう。

たとえば、以下のような文章を作ってみてください。

安全・安定	自己実現	達成感	豊かさ	誠実	意味	自信		
知恵	余裕	変化	影響力	自然	教養	喜び	集中	新しさ
地位	秩序	利益	行動	お金	個性	援助	ユーモア	貢献
家族	自由	忠実	純粋	成長	活気	正直	挑戦	わくわく
冒険	可能性	承認	調和	責任	愛	競争	自立	独創性
名声	幸福	協力	進歩	忍耐	公平	専門性	義理	親密
人間関係	創造	真理	芸術性	信頼	熱意	優しさ	権力	
決断	素直	発展	効率	正確	謙虚さ	成功	美しさ	尊敬
平和	健康	プライド	評価	友情	所属			

図❹――75個の言葉

「わたしの強みは、**好奇心**です。いつもテレビなどでいろいろな地域の映像が流れると目がとまります。ここはどこかなと思って、まだ行ったことのない所だったら、一度行ってみたいと思います。そして、その地域の人や自然、物などに触れてみたいと思うし、これまでもそれで楽しい思い出がたくさんできました」

一つの言葉をアピールする文章

いかがでしたか？　このように文章化してみると、結構自分の考えや行動の中にあなたの強みがあることが解ると思います。あなたの選んだ残りの二つの言葉についても文章を作ってみましょう。きっと、強みが膨らんでくると思います。

感性からあなたの強みに気づこう

次に、言葉からでなく、自分の体験から感じられる強みを見つけてみましょう。その手順を次に示しますので、この手順にしたがってイメージをしてみてください。

この三カ月で一番楽しかったことを思い出そう。
その時あなたは何をしていましたか？
それがなぜそんなに楽しかったのでしょうか？
その時に楽しかったのは、自分のどんな強みが出されていたからですか？

イメージ

イメージがまとまってきたら、前ワークの時のように、あなたの強みをアピールするような文章を作ってください。

たとえば、以下のような文章を作ってみてください。

「わたしの強みは、**企画力**です。先日、会合で昔の友人たちの話が出ました。昔のことが思い出されて楽しかったです。どうして楽しかったかというと、また彼らと会ってみたいし、最近どうしているのかを話しているうちに、久しぶりに同窓会をやろうという気分になったからです。そして、今年の夏休みにみんなで集まれるように一泊二日で温泉旅行を企画しました。そういえば、こうしていろいろ企画するのがわたしは好きだったのです」

あなたの強みをアピールする文章

どうでしたか？　自分の強みが書けましたか？

実は、ここで実践した二つのワークは、二つの異なる視点から自分の強みに気づくようなワークなのです。前者は、言葉から強みの気づきに至るアプローチです。直感的に得た言葉との親近感からです。この場合、比較的自分の強みに気づいていることがあり、それを文章化することではっきりと強みを言葉に意識化することなのです。

もう一つのアプローチは、楽しいという感性的な体験で感じていた状況をあえて言語化する作業です。楽しい状況であるということは強みが引き出すからにほかなりません。

自分の強みを見つけるには、この二つのワークを時々実施することです。一回きりのワークでは強みは広がりません。時々、これを繰り返すことで自分の持つ強みがわかってきます。そして、その明確な自分の強みを磨いていくことにもなります。

強みと才能は異なる

強みについて考えていると、では才能との違いは何かという疑問も出てきます。才能とは、客観的な指標によって評価されやすい力です。学力、語学力などが典型例です。計算力、記憶力などはテストの施行によってそのレベルが評価できるからです。客観的に評価できますから、自分だけでなく他者からも、その人の才能を知ることができます。社会にさまざまなテストが出てきたのはこうした個人の才能を評価しようという試みでしょう。

テストの中には、心理テストのような個人の性格傾向を客観的に見るものもあります。ここでは心理テストの質問項目を披検者がどのように選択しているかによって、その人のパターンがある程度わかるからです。しかし、これは単に全体の中でのその人のパターンの位置づけを知るためだけで、その人の個人特性の本質がわかるものでは決してありません。

一方、強みでは、客観的な指標によって評価はできません。たとえば、優しさという強みをどんな指標で評価できるのでしょうか？　心理テストのように質問紙法でパターンを見たとしても、質問紙法によるパターンが見えただけで、優しさの本質が見えたものでは決してありません。

ではどのように知るのか。それは強み見つけのワークで試みたように、主観的に自己とマッチすることからです。「これが自分の強みなのか」と、ふと意識されることから自分の強みとして知ることができるようになるのです。皮肉なことに、なかなかこのように「ふと意識される」という自己の気づきは生じません。そこで実践を繰り返すことが必要になります。

実は、こうした気づきは一人で模索しているよりも、コミュニケーションの中では比較的に容易に出てきます。友人との会話の中で、「へー、そうなの。あなたって、結構我慢強いのね」と言われて、「え？」と自分を見直すこともあるでしょう。今までそれほど自分が我慢強いと思っていなかったのに、人にそう思われていることもあるのだ、と自己再評価になるからです。これについては、第13章でもまたお話ししますが、このように人から言われた言葉から、自分の強みに気づくことが多い、ということも知っておいた方がよいでしょう。

また、こうした気づきは言葉によるコミュニケーションに限られるものでもありません。たとえば、絵を描いていて、「あなたの色使いはいつも優しいわね」とか、「筆のタッチに頼りがいを感じるわ」とか、人から言われることもあるでしょう。このことから自分の強みに目覚めることもあるのです。

人生で成功するタイプとは？

さて、話を戻しましょう。ちょっとスケールの大きな話になりますが、もしあなたが人生で成功をおさめるとすると、次の二つのアプローチではどちらがうまくいくと思いますか？　図❺を見てください。

一つは、自分の強みに磨きをかけるというアプローチです。
もう一つは、自分の欠点や問題点を解決・修正するというアプローチです。

◉

もう、おわかりでしょう。

米国で以前、人生で成功をおさめた人についてのアンケート調査がなされたことがあります。ここでは成功者のタイプのうち、強みを伸ばすという強みアプローチと欠点を修正するという弱みアプローチにおいて、どちらが多いかという調査です。結果は一〇〇%の人が強みアプローチだったことです。この結果には驚きは少ないかもしれません。

しかし、彼らの元来の状態が、金銭に恵まれない環境や家族がいない環境、学力に劣っていたこと、何の特技も持っていなかったことなど、取り柄のない状況でもあったことを知ると、驚きに変わるのではないでしょうか。そうした中で、彼らがどこに目をつけたかは、言うまでもなく、自己の強みに早くから気づいていたことです。自己の強みに気づき、伸ばすことで成長できることを体験し、実践したからに他なりません。

たとえばこんなストーリーもあります。家族を早期に亡くし、学校にも行けず、学力では落ちこぼれ、物作りも不器用でよく馬鹿にされたという人の話です。こんな状況でも彼には一つだけ強みがありました。それは性格がとてもfriendlyであったということです。日本語では気さくであるとでもいうのでしょうか。

彼と接すると誰もが人の暖かさを感じ、「こいつとまた会って話がしたい」という気分にさせたからです。彼はそうした自分の持つ強みに気づくと、人間関係を広げることに努

強みアプローチ	弱みアプローチ
強みを見つけ 磨きをかける	欠点を見つけ 修正する

図❺——人生で成果を出す方法

力します。さまざまな業界に友人を作ります。財界、ＩＴ、芸能、アート、産業、政界など、どんどんと絆を広げて行きました。その人間関係の広がりは、いきなりの一匹狼で業界へ飛び込んでいくようなチャレンジではなく、知人からの紹介によって徐々に繫がりを拡大していくものでした。これによって米国でのトップ百人に選ばれる程の実力者に成長した訳です。

こうした話に、「そんなのは、所詮、米国のサクセスストーリーさ」と、捉える方もあるでしょう。そして、米国人と日本人は性格も異なるから、日本人にはありえないでしょうと見てしまいます。それは、強みの見方にすでに偏見が生じているからなのです。

日本人には控えめな面が多いと言われますが、これこそ強みでしょう。周りを見ながら、あまり目立ったことをしないこと、これも強みと言えるのです。さらに、遠慮、忍耐なども同様に強みであり、東日本大震災の時にこれらの強みによって、日本人がいかに苦難を乗り越えることができたかを思い起こしてください。国際社会の中でこうした日本人の強みを生かすことが、今後いかに必要かも知るべきでしょう。

東日本大震災の時の日本人の反応を思い起こしてみましょう。大災害で壊滅した地域での住民たちの結束、その中でも特に略奪行為がまったく見られず、お互いに支え合う形で自らの忍耐力を生かして乗り切ったのです。また、三・一一当日の大都会の東京での光景には、日本人の強みが別の形で明らかに出ていました。交通網の麻痺状況に合って、帰宅に際して誰一人として強引さは見られず、順序立って規則正しく並び、タクシーやバスを待ったのです。歩いて帰る際にも列を乱すような個人行為はほとんど見られなかったといいます。こうした礼節、秩序、思いやりなど多くの強みが生かされたのです。他国に頻発する極限状態での悲惨な略奪、非秩序が日本にはまったくなかったのです。これは日本人の持つ「つながり」の本質で、日本人各自が視点を変え、自らの「良さ」に気づけばその幸福感はきっと高まるに違いないでしょう。

強み、これがいかに幸福感を得ることに必要であるか、おわかりでしょう。さてそれでは、毎日の生活の中で、あなたがやりがいを感じ、やる気を出して取り組むことができるのは一体どんな時でしょうか？　自分の持つ欠点や問題点の修正を行っている時でしょうか？　答えは、もうあなたには見えていると思います。そうです。やりがいを感じ、楽しく過ごせるのは、強みを磨いている、まさにその時なのです。

第7章——何か一所懸命になってみよう

生活の中であなたが時を忘れてのめり込めることは？

あなたは何かにひたすらのめり込んだことはありますか？　きっと誰もが一度は何かに一所懸命になったことがあるでしょう。まだ一度もないと思った方は、ひたすらのめり込むという自分の姿をとても高い水準にみているからです。たとえば、絵画や彫刻に打ち込んで時間を忘れる姿とか、クラシック音楽を聴いて夜明けを迎えるとか、そんな風に堅苦しく考えてはいませんか？

ひたすらのめり込むという姿をもっと気軽にとらえてみましょう。ちょっとしたひと時でものめり込むことはできます。その時は、終わった後に「できた！」とか「やった！」といった、ほんのわずかな間でも達成感に浸っているのです。そして、のめり込んでいる間は、時の経つのを忘れるほど集中して考えたり行動したりしています。たとえそれが十分間でも物思いに耽ったり、体を動かしていたりすると、終了後の快感に浸ることができます。

さあそれでは、こうしたこれまでのあなたの体験を思い起こしてください。

すっと、思い起こすことができましたか？　まだ、思いつかないという方に、ごく単純な体験をご紹介しましょう。これはわたしの一例です。日常生活の中で誰もが取り組めることです。

◉ 新聞回収の整理でふと時を忘れます

一カ月も経つと、どこのお宅でも新聞や広告、段ボール箱や紙切れ等が部屋の一角に収まらないくらいに溢れ出し、その雑然としたうっとうしさが目立ち、普段の自分の視線から消し去りたくなる気分になりませんか？新聞等の固まりがどのあたりからうっとうしい存在として感じるかは、それぞれの性格によって違いはあるでしょう。几帳面な方は、古新聞を入れるボックスから新聞の一部が少しでもはみ出る頃から、早く回収業に出したいと思うでしょう。また、大雑把な方はボックスの隣に何段にも積み重ねてあっても何とか過ごせたりもします。しかし、生活空間の中で歩くのにも煩わしさを感じるくらい溜まってくるとほとんどの方が、そろそろ回収業に出そうか、という決意を固めます。

さあ、それからです。そのままますべて一括りに束ねて古新聞の回収に出してしまえば何ら事なきを得ます。しかし、ゴミ収集の時と同様にいくつかの種類に分別して出す方が、回収業者にとっても助かるのではないかといった、ちょっとした思いやりの気持ちから、段ボール、紙箱類、新聞紙、広告紙、雑誌に分別するのです。きちんと分別してから、それぞれを紙袋やスーパーのポリ袋に入れていきます。それを回収車に渡した時点で完了です。

しかし、もっとものめり込めるのは、新聞や広告紙などを分別している時なのです。一カ月も経つとかなりの量になりますから、それらをひたすら分けていくのには労力を要します。そして、その作業が単調であることです。

でも、終わった時点での何か「終わった、すっとした」という、いい気分が得られるのです。雑然としていた一空間の整理ミッション終了という気分でしょうか。

こうした例をみると、他にもいろいろあるのではないかと思いませんか。そうです。部屋の片付け、床の雑巾がけなど掃除に関することが多くありそうです。

部屋の片付けで幸福感がつかめます

まず、部屋の片付けを想定してみてください。部屋の片付けというと、片付けた後の結果が整然としており、清潔感を感じることからより爽快感を得られそうですが、実はそんなには簡単に行かないようです。それはどこを片付けるのかを明確にしないまま取りかかると、土つぼに嵌ってしまうからです。

一日経っても終わらないのでは最悪です。何もしない方がましです。ひたすら片付けという作業に専念し、作業の終了後に達成感に浸るには、作業の枠を明確に決めて取り組まないと、期待した結果は得られません。

つまり、どこまで片付けて一〇〇%の作業終了とするかということを最初に明確に取り決めておかないと達成感は得られません。ここでの視点は、片付けが主目的ではなく、ひたすらのめり込んで達成感を得るのが主目的であることを忘れないでください。

そこで誰もが簡単に取り組むことができる作業内容を簡単に整理してみましょう。片付ける作業対象を絞ることです。十分から二十分で完了できそうな片付け作業を探します。たとえば、本箱の整理です。整理の基準は何であっても構いません。本の高さや色、用途、内容などで分別することです。他に、CDやDVDの整理も同様です。クラシックかPOP、J-POP、ジャズなどのジャンルや作曲家別とか、何か皆さんの気に入った基準で分類していくことです。

分類作業には結構嵌っていきます。気分よく振り分け、時間とともに着実に作業は進行して、作業終了によって充実感・達成感が得られます。その後しばらくの気分のよさが持続するわけです。このように打ち込める作業内容を、時間や量などで達成目標の枠を明確に決めておけばうまくいきそうです。

そこであなたはあることにお気づきではありませんか？　先ほどわたしが経験で紹介した新聞類の分別と本棚・CDなどの整理との共通点です。ここではどちらも「分類する」といった作業を行っています。分類作業には結構嵌りやすく、爽快感も得やすいといえます。この分類作業は、専門用語でクラスター化といいます。似たもの同士を振り分けるということです。

それではどうやって振り分けるのか？　振り分ける基準の設定です。形とか大きさ・長さ、色といった視覚的な要素から、目的、内容、使う頻度といった構成要素など振り分け基準は限りなくあります。それを自分に合った、つまり自分に好都合の基準で単純に振り分けていくことです。こうした振り分けで皆さんの生活空間もうまくクラスター化していかれると、いい気分に浸れると思います。

今日はこの枠に取り組もうという目標を設定し、振り分けに没頭している時間を送り、その終了後に達成感を得ることです。かなり余談ですが、医学での専門業界でも病気の診断分類では、実はこれとまったく同じことをしているに過ぎません。

床の雑巾がけできっと気分が上がります

次にのめり込めることとして、床の雑巾がけを想定してみましょう。小学校の頃に、床の雑巾がけをされた経験のある方もいると思いますが、イメージは何か汚くて、心地いいものでないといった記憶をもっている方が多いかもしれません。実際に、「雑巾がけをしなさい」という指令で作業を始めることを考えると、「そんな汚いことをさせられて」といった嫌なネガティブなイメージがつきものです。

しかし、自分から積極的に取り組むと異なります。腰を屈めて、頭を下げて、両手で雑巾を前進させていくといった、昔ながらのスタイルを思い起こしてください。ある程度こなしてからバケツで汚れた雑巾を洗う。こうした作業の単純な繰り返しです。これによって、ある空間の雑巾がけが終了したときに達成感が得られます。

ただ、片付け・分類作業とは状況が異なります。それは雑巾がけをすることで、その前後の違いがみるみる明確になっていくことです。雑巾をかける前の汚れが、後に綺麗になっているという客観的相違です。こうした相違点が時間を経るごとに明確に認識されることから次の作業意欲につながり、作業の終了に至るのです。

そして、もう一点が作業している時の体のしんどさです。腰を屈めて作業を続けていると、次第に疲れからきつくなります。「早く終わらないかな」といった作業の残量を意識するようになり、雑巾の進行とともに着実に減っていく残りの量の認識から、次の作業意欲を高めることにもなるのです。「あと少し。あと少し」と雑巾を進め、「あー、やっと終わった」と意識された時を思い起こしてください。とてもいい気分になれます。皆さんも試してください。きっと爽快感に浸れるはずです。

トイレ掃除こそ最高の幸せです！

次に、雑巾がけに似たスタイルで結構一所懸命になれるものがあります。トイレ掃除です。今のわたしがとても嵌っており、爽快感が非常にいいので、わたし事なのですがあえてご紹介します。

うちには二人の息子がいて彼らが1階のトイレを主に使っているのですが、時間が経つと汚れてきます。男性は立って便器におしっこをするので、その微細な水しぶきが周囲に飛び、どんどん汚れていくのは当然です。一週間に何度も掃除をしていた頃もあったのですが、わたしがトイレ掃除の快感を覚えてから、ある程度の時間をおいてから取り組むようになりました。なぜならそれが幸せに浸れる一つの作業だからです。

ある程度経つとアンモニア臭も出てきます。そんな頃に「よしやろうか」と、取り組むわけです。トイレ空間は狭いのでまず、トイレ臭を消すためにまずお香を焚きます。毎日香のような手軽な線香でも構いません。線香の煙とともに見事にトイレ臭は抹消されます。そうした環境のもとで、作業の開始です。

まず、便器を磨く作業からです。ゴム手袋をはめて、メラミンスポンジで水を流しながら磨いていきます。メラミンスポンジとは、最近流行になっている掃除用具のことで、皆さんもご存知だと思います。磨くと驚くほどに汚れが落ちていきます。洗剤などまったく使わなくてもテカテカと輝きを見せてくれます。

このスポンジで便器を磨いていると、多少黄汚れてきた便器がどんどん真っ白になっていきます。真っ白になった便器を想像してみてください。それはとても気分よく達成感に浸れることです。そこには便器を磨くという作業が腰を屈めた作業であり、体にしんどさを伴うものなので、雑巾がけと同様に終了後の達成感が高まるのです。作業前の状況と終了後のトイレの汚れの違いを客観的に認識し、そして作業時の身体的苦痛と終了時の開放感の違いを主観的に体験する、こうした二つの面によって目標達成感が一層に高められるのです。

掃除ばかりの例になりましたが、他にも身近にいろいろあります。雑巾がけでもそうですが、何といってもまず体を動かすことです。体を動かすことで思いつくことはありますか。考えてみましょう。

◉ ジョギングは幸福感を得るとても簡単な方法です

ジョギング、など思いついた方はいませんか。わたしもジョギングを始めました。実は三十年以上もジョギングなどやろうと思ったことがありませんでした。ではなぜ始めたのか。答えは簡単です。たまたま走ってみたからです。走ってみたら、何とその後の爽快感が素晴らしくて続けることになったのです。たまたまといっても一人で思いついて決行できません。

走るきっかけとなったのは、これまで息子が学校の先生や友達などと一緒に、近くのお城の周りを夜に走ることを週に一回やっていたからです。走り終わって帰ってきた時の息子の表情を見ていて、気持ち良さそうだったことから、自分も一回参加してみようと思い立ったのです。

どのようなジョギングなのか紹介しましょう。ある曜日の夜七時にお城のサイドに集合します。だいたい毎回八人ほどです。多い時は十五人以上の時もありますが、各自都合のいい時に参加することです。集合してからサークルを作り、挨拶とその日の目標を述べます。つまり、城の周りを何周するか、何分以内で回るかなど各自の目標を述べるのです。

基本は三周を三十分以内ですが、各自のレベルに応じて自由に設定します。わたしも初回の参加では何とか一周が目標でした。それもしんどければ途中で歩いても構わないといった形です。目標を述べてから、五分ほど一人が指揮を執って準備運動を始めます。この準備運動も重要でストレッチ系が主に行われます。それから一斉にスタートとなります。

わたしの初回時はとてもしんどく、あっという間に仲間は先に行ってしまい、一人で黙々と走るのみです。お城の周りは約二キロで、長方形です。スタート地点は一辺の中間点で、コーナーに着いた時が一つの区切りとして認識されます。

そのしんどかったことは、まさに何十年ぶりといった感でした。息が苦しく、胸も苦しく、足が重く、手もだるくてなど、早く歩いてしまいたいとか、参加しない方が良かったなど雑念がわいてきます。

しかし、コーナーの区切りが大きなポイントとなり、「次の区切りまでは走ろう」などと目標設定を意識し、走り続けます。そうしたコーナーの区切りを目標設定する意識を繰り返し、最後のコーナーを回ってからは、「あと少し。あと少し」とゴールまで走り切ることのみに専念するのです。これは先ほど紹介した作業に似ていませんか。そうです。雑巾がけとまったく同じことなのです。そして、ゴールに入った時、何とその達成感は素晴らしい。呼吸と心拍のしんどさはあってもそれを吹き飛ばす気分の高揚が得られたのです。城の周りを一周回っただけという何とも単純な作業に過ぎません。しかし、あえてその作業を、「走る」という体にきつい負荷を与える手法によって達成することで、気分の高揚に至ります。

その後、仲間の人たちが次々ゴールして、通過していきます。それは彼らが二周あるいは三周を目標としているからで、ゴールする人に、「おーやったね」とか、通過する人に、「頑張れー」とか、祝福や励ましの言葉が自然に出てきます。自分の達成感への満足から、その喜びを他者との共感へ広げようと言う意識が自然に生まれるのです。これこそが、幸福感の伝染です。

全員がゴールし、再びサークルを作って、各自の記録を報告し、その気持ちを述べます。それと同時に、参加者から拍手によって「よく頑張ったね。次も頑張ろう」と、褒められるのです。他者から褒められることは、次へのモチベーションにも繋がります。

そして、次への目標が設定されることになります。つまり、次回は「X分以内で走ります」とか、「三周走ります」いう、各自の目標が設定されるのです。わたしも当初は気まぐれでジョギングに参加したに過ぎなかったのに、この時は「次回は二周を目指します」などと、つい口にしてしまいました。これほど走るということが、気分の高揚と達成感、モチベーションの向上を生み出しているのです。

一所懸命になるとなぜ気分が上がってくるの？

それではなぜ、何かに一所懸命になることから気分の高揚に至るような効果が得られたのでしょうか？　ジョギングについては脳科学的に実証されています。ジョギングの目標達成後にドーパミンやエンドルフィンという脳内物質が高まることが指摘されています。この脳内物質は脳の活動性や気分向上との関連があります。さらに、歩行よりジョギングの方が気分の高揚と達成感、モチベーションの向上に効果が大きいことも言われています。これは、脳内のドーパミンやエンドルフィン濃度の上昇が、ジョギング後に急上昇することから実証されているのです。

しかし、これ以外にも心理学的な根拠が示されています。これこそが、ポジティブ心理学でのフローといった効果なのです。何か一所懸命のめり込むことは、チグセントミハイがフローといった用語で幸福感の向上に寄与することをさまざまな実験心理学で実証してきました。片付けや整理をしたり、掃除をしたり、走るといった単純な行為で達成後の幸福感は得られます。

また、一人でなく、複数で一つの目標に向けてひたすら打ち込むことを、共有フローとも言います。こうした共同作業による達成後の幸福感については、みなさんもさまざまな経験があると思います。どんなものがあるのか考えてみましょう。

◎

一番は、何といってもスポーツでしょう。試合に勝ったときのグループとしての達成感は格別です。他に、合唱やもの作りなども同様で、作品が完成した時に共有した達成感があります。自分の役割がほんのわずかなものであっても、作品の完成と同時に周りにいる人と共有して得る達成感が気分の高揚に至るのです。

共有フローは日常生活に溢れています

これ以外にも共通目標のものは実生活の中に多くあります。地域の祭りや地蔵盆、地域体育祭などがそうです。地域行事として生活に組み入れられ、参加前にはやや煩わしさを感じながらも、一緒になって行事を盛り上げていくうちに楽しくなってきます。

打ち上げの会で閉めるといったパターンはとてもうまくできた共有フローの在り方でしょう。日本文化の地域行事の中に先人たちがうまく共有フローによる幸福感の向上と共有を組み入れたことを思うと敬服します。

これまで取り上げてきたように、一所懸命なれることにいろいろあることがわかったと思います。個人ですることやグループですること、運動や制作、掃除等の単純な作業や生活習慣、地域慣習など、さまざまな視点で捉えることによって身の回りに限りなくあることがわかってきます。中には、取り組みやすいものとそうでないもの、時間のかかるものとそうでないもの、準備のかかるものとそうでないもの、体力のいるものとそうでないものなどの見方もあるでしょう。

こうした中で第6章を思い起こしてください。自分の強みです。自分の強みを磨く時に楽しくなり、時間も忘れてのめり込めることです。そして、自分の強みを磨いて伸ばしている時が、もっとも一所懸命になれていること、そして結果として目標の達成感を得て、できた自分に対する評価も向上し、自信、成長と繋がって行くことがわかりますね。

このように、常に強みの気づきを意識することと、一所懸命になること（フロー）をセットにすることで、あなたの幸福感の向上に効果がさらに出るのは言うまでもありません。単純な一所懸命になる作業を継続することもとても有効ですが、強みとのセットで進めることも試してください。

第8章——継続する力をつけよう

三日坊主はどうしてなるの？

思いついたことがなかなか続けられない。こうしたことは多いでしょう。最近、あなたが何かしようと始めたことで、続けられなかったことにどんなことがありましたか？

三日坊主です。この先人の言葉は非常に的を射ています。

ある日、ある課題をしようと思いつき、翌日は何か面倒くささを感じ、三日目には、モチベーションよりしんどさ、あるいは億劫さの方が多くなり、四日目に挫折するのです。

これは、人の思いつき後の行動パターンとして、正常経過なのです。中には、思いつきだけで頓挫することもありますが、比率で見ると、圧倒的に思いつきだけで頓挫する場合が多いでしょう。

脳科学的に見ると、思いつくこと、初回に実行すること、再び実行すること、実行を継続することには、それぞれ活性化する回路が異なることがわかっています。これは、それぞれの課題をする際の脳活性部位が、脳画像によって異なることから指摘されています。

ですから、思いついたままで頓挫することや、一回は実行してみたけど一回で終わった場合、数回は実行したけど続かなかった場合、長く継続できている場合と、四つのパターンで状況が異なることもおわかりでしょう。

発案（Planning）と実行（doing）とは？

何かをやろうと思いつくこと、これを発案（Planning）といいます。発案するには、どんな場所でも、あなたのおかれた雰囲気によって可能です。友人との会話の中や、酒場で酒を飲みながら、お風呂に入りながら、布団に入った時などさまざまな状況で、発案のために脳を賦活することは可能です。

しかし、これは一時的な思いつきであって、記憶されないと次に結びつきません。記憶とは、発案された内容が海馬に保持されることです。さらにその保持された記憶内容には、「すぐに実行したい課題である」といった色付けがなされていなければ、適時に想起されることなく、そのまま記憶として埋没してしまいます。

また、実行したいという課題にも、今すぐか、後でいいのかと、おおよその優先順位がつけられます。発案されたことを実行（doing）するには、このように多くのフィルタリングを経て、実行過程に移ります。

初回の実行後、それを自分でどう評価（checking）するかが、二回目に実行するかどうかの有無となります。これはコンピュータのon-offに近く、offとなっていては、実行されません。しんどかったから止めよう、面白くなかったから止めよう、求める効果がなさそうだから止めよう、人によく思われないから止めようなど、さまざまな判断基準でonかoffが決められます。

二回目以降は、初回のon-offが繰り返され、徐々に今後の実行に値するかどうかフィルタリングされる処置（acting）がなさなれるのです。こうした行動パターンは、無駄な行動をできるだけ削減し、最小限の実行に絞るという生物の基本的行動パターンでしょう。

PDCAを知ろう

実は、この行動パターンにおける、planning, doing, checking, actingの四つの過程は、企業等での生産効率を高めるために生産管理、品質管理に応用されています。

わたしは、このPDCAが課題を継続する過程としてとても重要なプロセスであると見ています。つまり、このPDCAのコンベアにうまく乗らせることができないような実行課題は、継続できないということです。継続が難しいのはそのためと考えられます。

やりたくても続かない。一度初めても何度も途中で止めてしまう。このように継続が困難となるのは、評価と処置の過程で、行動の意欲が活性化されず、減弱されるからです。

では、実行課題をPDCAのコンベアにうまく乗らせ、継続できるようにするには、何が必要でしょうか？　これが習慣化です。

習慣化された行動は、意識的に行動の意欲を活性化させるといった必要はなく、自然体で行動に移せます。この自然体で実行するとは、意識野にあえて乗せなくても無意識のレベルで実行命令がなされるということです。そして、この習慣を生活リズムに組み入れると、毎日規則正しく実行が可能となるのです。これが第5章でも取り上げたルーチンワークでしょう。

あえて、モチベーションを高めなくても、毎日の生活の中で行動できます。しかし、こうして習慣化された行動も、条件反射のように神経反射とならない限り、大脳としては常に今後も継続するかどうかの処置対象となっています。

数年経って、ちょっとしたきっかけから止めてしまうこともあります。ですから、時々モチベーションの確認をしつつ、継続していくことが必要でしょう。

継続が得意な人と苦手な人とは？

継続には、得手な人と不得手な人、つまり、一度実行しようと決心されたことが継続するできる人と、継続ができない人がいます。これはその人の特性でもあります。一般に、発案が得意な人は継続が苦手で、継続が得意な人は発案が苦手と言われます。

たとえば、ある課題を百人に一カ月間継続するように指示した時に、継続できた人とできなかった人に分かれます。次に、双方の人たちに、別の新しい課題を発案するように指示した時には、継続できなかった人たちの方が、新しい課題の発案が多かったと言います。

個人的には、このように特性が異なるのですが、グループの中ではそれぞれの特性を自分で知っていることが大切です。個人の得手、不得手をグループ単位で捉えるとうまくいきます。それは、グループ内には得意、苦手のサブグループがあり、サブグループのそれぞれに得意なことを役割分担すれば、全体的にうまくいくからです。これによって、グループでの課題の発案と継続が可能となります。

また、グループ内で、発案、実行、評価、処置といった四つに役割分担することも継続のために効果があります。これこそ、業績向上を目指す企業でしょう。

継続は義務ではない！

さらに、継続にとって重要なことは、継続する課題が義務感でないことです。

義務感として認識することで、継続をする効果があると言われます。それは継続しないと罰則が課されることがあるからです。しかし、この際に行われる課題は楽しくはなく、義務から外れた際にはすぐに止めてしまいます。仕事におけるルーチンワークを、仕事を辞めたらすぐに止めてしまうのはこのためでしょう。

義務感でなく、楽しく続けていることがもっとも重要なのです。これこそ、毎日行動しているという自分を、毎日楽しく過ごしている自分として捉えることができます。

そして、継続したことを次のステップに移行させることも大切です。これについては、生活リズムの章でも取り上げました。山登りと同様に、中間地点の設定がポイントとなり、ステップアップによって最終目標に達することが可能となります。

また、ここでは目標に向かって継続させるために、次の手法を並行されるとより有効に進めることができます。

それは、一つは共有フローです。共有フローについては、第7章で取り上げました。目標に向かって複数の人が取りかかることでした。同じ目標を持ったグループで実行すると、個人でギブアップしそうな時にも他者のモチベーションとその姿に引き込まれ、その困難な時点を乗り越えることができます。

さらに、最終的にグループが一丸となって達成した時の気持ちは、相互に讃え合って、自己満足と自信につながります。

また、別の手法として、中間段階での自己アピールを行うことも大きな効果があります。良い例は、楽器を習っている時によく行われるリサイタルの実施です。

リサイタルは個人的には結構負担になります。それは、リサイタルに向けて練習をかなり積み重ねなければならないからです。しかしその結果、練習に応じた分のレベルアップが得られます。継続の過程で、辛いと感じる時があっても、自己アピールによって自分の達成度が確認されると必ず幸福感は得られるのです。

ある日、あなたがふとした思いつきによって始めた課題、これを継続するにはどうしたらいいのか？　そのコツをつかまれましたか？　是非、その課題を継続するようにチャレンジしてみましょう。

第9章――感謝しよう

あなたは今日「ありがとう」と言いましたか？

最近のネットやテレビを見ていて、あなたは「ありがとう」という言葉に気がつくことは多いですか？　このように聞かれると、割とよく耳に入りますという人から、時々聞きますという人、いやまったく耳にすることがないという人までさまざまでしょう。第2章でやったポジティブな言葉とネガティブな言葉の想起実践でのように、その人が「ありがとう」という言葉を意識しているかいないかで、まったく異なるからです。

実は、世間に「ありがとう」という感謝の言葉はとても多いようです。最近の関心度合いをネットで検索するのは、やや寂しい感がありますが、たとえばgoogleで検索すると、「ありがとう」は一億七千五百万件、「感謝」は九千二百万件もヒットします。試しに「怒り」や「つらい」を検索してみると、どちらも二千三百万件で「憎い」に至っては百四十万件しか見られません。これを比較すると、「ありがとう」がいかに多いかがわかるでしょう。でも毎日の生活の中でしっかり意識していないとまったく気づかないことだってあります。

あなたは今日一日のこれまでを振り返って、「ありがとう」という言葉に出会いましたか？

いかがですか？　この質問に対していろいろな疑問が沸いてくるでしょう。今日は、誰にもさほど良いことをしてもらった訳でも、こちらがした訳でもないから「ありがとう」という言葉は出てこないという人もあるでしょう。毎日の決まりきった、当たり前のことをしていると、そんな言葉は出てこないという人もあります。そもそも今日は一人で過ごしたから、「ありがとう」という言葉に出会うはずがないという人もいます。さらに、まだ起きて朝食を取ったばかりなのであり得ないという人もいるかもしれません。

でも、果たしてそうでしょうか？「ありがとう」という言葉をどんな時に使うのか、もう一度考えてみましょう。

◉

「ありがとう」という言葉はどうして沸き起こるのでしょうか？

◉

「ありがとう」という言葉は、人から自分に対して何らかの恵みを受けた時に、感謝の気持ちを表すために使うと言われます。この捉え方によると、誰から恩恵を受けたのか、どんな恵みを受けたのか、どんな感謝のレベルなのかなど、物差しで測りだすと、どこからが「ありがとう」で、どこまでは「ありがとう」でないなどと、価値判断の基準が入ってきます。このように客観的基準で「ありがとう」の評価をしようとすると、第1章で取り上げた、正常と異常の線引きのように訳のわからないことになります。どうしてこんなことになるのでしょう。

これは、主観的な感謝の気持ちを客観的な基準で判断しようとするからです。さらに、ここには自分に何らかの恵みがなければ生まれないという獲得欲求もちらつきます。自分にプラスとなったのだから感謝するのだという見方です。

自分にプラスになること、実はこの表現でも何ら問題ないのですが、プラスという言葉に、あなたはかなりの恩恵を意識していませんか？　そうです。第2章で取り上げた、「良いこと」の捉え方と同じです。身の回りのさまざまな自然や人との触れ合いの中に直感的な主観的評価を持つことで、些細なことであってもさまざまなものに「良いこと」が見出すことができます。こうして身の回りのさまざまなものとの触れ合いの中で、自分の感じた素直な気持ちを「ありがとう」と感謝の言葉に表現すればよかっただけのことです。

このように「ありがとう」という言葉を噛み砕いて行くと、昔の人々が何ともこの言葉を重宝していたかがわかるでしょう。朝起きて、食事を取り、野良仕事や家業をこなし、寝るという、単調な一日のリズムと作業の中にも、自然への感謝の気持ち、食することへの感謝の気持ち、平穏で健康で過ごせたことへの感謝の気持ちなど限りない程の感謝があります。ここには、彼らが感謝することで自らの気持ちが高まり幸福感を得ることに気づいていたからだと思います。

感謝で長生きし、幸福感が高まるという実験結果

こんな世知辛い現代社会の中に暮らしていて、そこまでの考え方はできないという人もいるでしょう。やっぱりちゃんとした根拠がないと、考えの切り替えは難しいでしょう。そんな方に感謝がいかに気持ちを高めるのにいいのか、有名な実験心理のエビデンスをご紹介しましょう。

ある心理学教室の実験です。日常生活の中で感謝した回数と幸福度の関連が調べられました。ここでは、感謝できる出来事がいくつあったかを数えるグループと不満を感じる出来事がいくつあったか数えるグループに分け、十週間後の幸福度を比較しています。その結果、感謝を数え続けたグループの方に幸福度が二五%も高かったのです。

この結果は、日常生活で感謝を意識する方が不満を意識するより幸福度が高いことを示しています。ただ、感謝の意識のみで効果があるのではなく、不満を意識しないことも必要でしょう。

他にも、感謝によるさまざまな効果についての研究結果が報告されています。

感謝によって、痛みが減弱するという報告があります。痛みを伝達する神経回路が、感謝を意識することでブロックされるというものです。感謝によってエンドルフィンが分泌されることからその沈痛効果が裏付けされているようです。

また、感謝と長寿との関連については、米国の修道女の日記を長期間調査した結果、長生きできた修道女の日記に感謝の言葉が多かったという報告もあります。

このように、感謝を意識することで幸福感が高まる根拠はとても多くあるのです。

感謝の手紙を書いてみよう

次に、実践に移りましょう。感謝の手紙を書くという実践です。

あなたがまだ直接に「ありがとう」と言ったことのない人を思い浮かべてください。たとえば、お父さんやお母さん、息子さんや娘さんなどはどうでしょうか。思い浮かびましたか。

それでは、図❶のように、感謝の手紙を書いてみましょう。

◉

次に、あなたの書かれた感謝の手紙を、声を出して読んでみましょう。近くにどなたかおられたら、その人と対面して読んでください。そして、その人の目を見つめて、感謝する人をイメージしながら読みましょう。

◉

いかがですか？　おそらく気分が良くなってきたと思います。わたしは、この実践を多くのセミナーで行っていますが、みなさんすごく気分が高まってきたと言われています。セミナー参加者の一～二割の方は感激のあまり、目に涙をためています。学生のセミナーでも施行しましたが、涙をため、目にハンカチを当てた学生さんが必ずいます。そして、素直に「先生、嬉しかったです」と口にされます。こんなに気分が上がるのはどうしてでしょうか？

感謝の手紙で幸福感に至るという有名な実験

実は、この感謝の手紙については、米国のポジティブ心理学の巨匠セリグマンが実験心理で実証されています。彼は感謝の訪問という課題

ワークブック

＿＿＿＿＿さん，ありがとう。

わたしは，うれしかったです。

＿＿＿＿＿さんは，あの時＿＿＿＿＿してくれました。

＿＿＿＿＿＿＿＿＿＿＿＿＿＿＿＿＿＿＿＿

＿＿＿＿＿＿＿＿＿＿＿＿＿＿＿＿＿＿＿＿

＿＿＿＿＿＿＿＿＿＿＿＿＿＿＿＿＿＿＿＿

＿＿＿＿＿＿＿＿＿＿＿＿＿＿＿＿＿＿＿＿

図❶――感謝状を書いてみよう

を、対象の人に施行し、ほとんどすべての方に幸福度が上がったと報告しています。感謝の訪問とは、図❷で示したように、感謝の手紙を書いて、直接その人の元へ突然訪問し、その人の前で、感謝の手紙を読み上げるといった課題です。

普通、感謝の手紙を読むという課題で、気分が上がり、感激するのは、感謝された側だと思われるでしょう。確かに、感謝されればその方の気分は高まり、感激に至るでしょう。しかし、感謝した側の気分が高まり、その余韻が残ることに彼は着眼したのです。そして、感謝訪問の課題施行後の幸福度を調べた結果、驚くほど高くなっていたことがわかったのです。

しかし、その後はどうなったかというと、図❸のように、数カ月後には必ず元に戻ったといいます。つまり、幸福感は持続しなかったということです。なぜでしょうか。これが人の持つ性（さが）であり、忘却という機能を兼ね備えているからです。生活の中で体験したさまざまな事象は、良かったことも悪かったこともほとんど忘却されます。忘れることができるからこそ、過去にこだわることなく、前進して行くことができます。親族の死とその悲しみに

• 手順

①自分がお世話になった人の中でまだ感謝の念を表明していない人を1人選ぶ

②感謝の手紙を書く

③目的を伏せて相手の家を訪問する

④ゆっくりと相手の目を見ながら手紙を読む

図❷――感謝の訪問とは

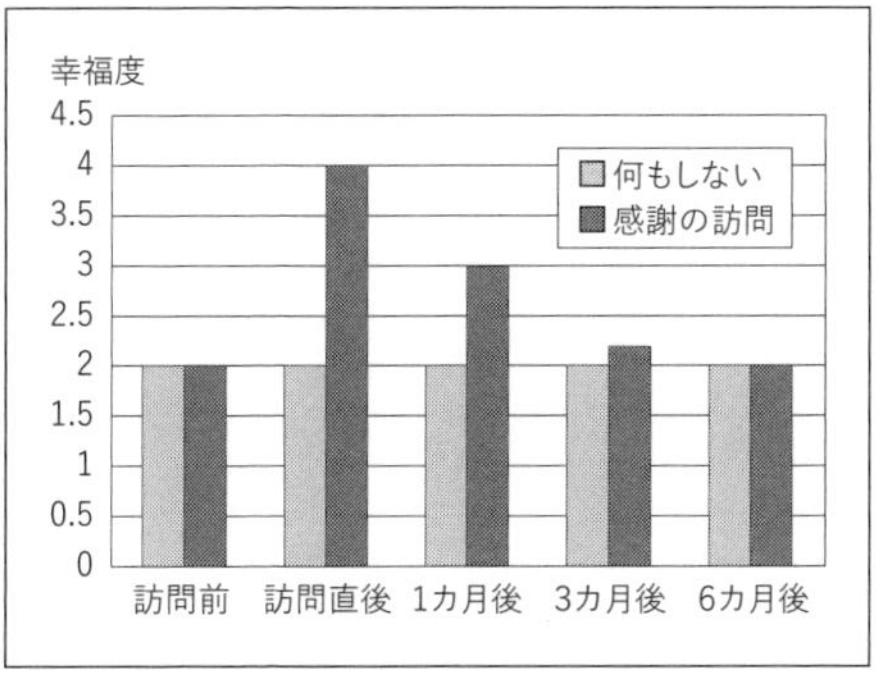

図❸――「感謝の訪問」の効果

ついても、時間の経過とともに薄らいでいきます。体験した多くの感動も同様に忘れていきます。感謝訪問後に高揚した幸福感も時間経過とともに下がっていくのも当然なのです。

では、感謝訪問は幸福感を上げるために、手法として意味がないでしょうか？　そんなことはないでしょう。また忘れた頃に、同じように感謝訪問を行えばいいのですから。今のところ、わたしもこの感謝訪問課題を継続した場合の幸福度の有効性についてはどうなのか知りません。しかし、年に一回のセミナーの中で、この感謝手紙を読むワークをすると、みなさんの気分が高揚しているので、年に一回なら効果があるのは確かでしょう。

しかし、問題は別にあります。このような感謝の手紙を読む機会を、あなたの身の回りで簡単に設けることができるかということです。普段の生活の中で簡単にこうした機会には遭遇しません。思い切ってやろうという意気込みも、その場の雰囲気から尻込みして、止めてしまうこともあるでしょう。それに何といっても、日本人はとても恥ずかしがり屋で、自分から感謝の手紙を書いて、読み上げるという行為は困難でしょう。

感謝日記をつけるときっと幸せになれる

では、幸福感を得るために非常に効果のある、感謝の手法を使うことができないのでしょうか。そんなことはありません。

そこで、わたしのお勧めするのが感謝日記です。図❹をご覧下さい。

このように一週間を単位に、毎日の生活の中で感じた感謝の気持ちを、日記のように書き残しておくことです。これなら恥ずかしさも気にすることなく、気軽に取りかかれるでしょう。特に、言葉に表せなかった感謝の気持ちを文章にすると、確実に気分は上がります。さらに、毎日こうして、些細なことでも何か、身の回りに「ありがとう」と言えることがないかを探すという習慣性を身につけると、気分向上の効果は必ず出ます。

第2章で取り上げた子宮がんが消失してしまったうつ病患者のエピソードを覚えてられますか？　彼女は毎日の日課として、その日に良かったことの取り出しワークと感謝日記を続けたことで、気分が向上し、とても元気になられたのです。感謝日記がいかに効果があるのかということに、納得されたと思います。

是非、今日からでも感謝日記をつけてみましょう。きっと、幸せな気分になることでしょう。

ワークブック

毎日つけてみよう

月	火	水	木	金	土	日
お母さん 弁当 ありがとう	お父さん 携帯電話で 連絡 ありがとう	お母さん 弁当 ありがとう	お兄さん 食事の 準備 手伝って くれて ありがとう	Aさん 楽しい 会話 ありがとう	お父さん 買い物 ありがとう	Bさん 一緒に 食事 ありがとう

図❹――あなたも感謝ワークをしよう

第10章——人に見返りのない親切をしよう

人に見返りのない親切をしたことがありますか？

親切というと、あなたもこれまでの人生の中で数多くの経験があると思います。その中で、見返りのない親切の経験はどれだけありますか？

社会生活を送る上でのマナーとして、親切行為を行ったり、あるいは親切行為を受けたりした場合、その親切行為に対してお礼をいうという反応がセットになっていることをイメージしたことがありますか？

親切行為にはお礼がつきものだという反応の公式を意識していると、せっかく親切にしてあげたのに、相手の対応に不満だと感じてしまうこともあるでしょう。ここで満足を感じるか不満を感じるかは、自分の行った親切行為によって直接生まれるのではなく、相手から出てくるお礼の言葉や雰囲気によって規定されてしまいます。

日常生活の中で、単純にバスや地下鉄のシートを譲った際にも、「ありがとう」という感謝が帰ってこないと、何か気分を害してしまうことにもなります。

では、人に見返りのない親切をするという捉え方、つまりお礼を期待せず一方的に親切行為を行うという見方にすると、あなたは普段どのような経験がありますか？

熊本で乗ったタクシーは見返りのない親切の極みだった！

　ずいぶん昔のことです。わたしが大学受験の帰りに熊本に足を運んだ時のことです。天草の島の海岸を歩き、一揆によって若くして自害した天草四郎の像を見ながら、何かしらこれまでの自分の体験したことのないまったく未知な地域、分野、人々への崇高な気持ちを感じました。そこで触れ合う人々の言葉や表情にも初体験の清々しさを覚えたからです。九州弁という言葉がそのもっとも大きな要因だったかも知れません。

　舟で天草に渡り、新鮮な体験を重ねたその帰りのことです。三角半島に戻ってから、三角線に乗って宇土市に着きました。もう夕方になっており、その日は熊本市で泊まろうと思っていました。宇土の駅から熊本行きの列車に速やかに乗り換えればよかったのですが、のんびりと行動していたために普通列車は出発してしまいました。

　駅員さんに聞くと、次の列車まで約三時間待たねばならないというのです。三時間待っていたら熊本には夜になります。「あーあ、仕方ないか」と、がっくりしていた時に、改札の外にいた中年のおじさんが声をかけてくれたのです。この時は中年のおじさんだと思ったのですが、十九歳の頃のわたしが見た中年であり、今の自分より若い人かも知れません。

「○○駅まで送ろうか？」と言ってくれたようでした。わたしが地元の学生でないことは雰囲気ですぐにわかったのでしょう。駅員さんと九州弁でやり取りして○○駅まで送ってくれることになりました。

　当初、おじさんの自家用車でついでに送ってくれるものだと思っていました。ところが、おじさんはタクシー乗り場の方へ向かい、タクシー運転手と話しました。タクシー運転手が△△駅の方へ行った方が熊本に早く着くと言うと、「じゃあそこまで行こう」と言いました。

タクシーの後部座席での様子はあまり覚えていませんが、おじさんとタクシー運転手がわたしにいろいろと聞いたり、熊本のことを教えてくれたりしていたと思います。受験を終わって学生が一人で旅していること、九州に初めて来たことなどは、彼らに新鮮に映ったようだったのです。

ただ、その中で常時わたしの頭をよぎっていたのはタクシー運賃のことでした。一時間近く乗るとかなり高額になります。メーターの料金も三千円は軽く越えていたと思います。「やはり半分は払わなければいけないな。駅で待っていた方が良かったかな」などと、メーター料金が上がるにつれ、二人の会話が上の空で次第に金銭的なことばかり気になっていました。当時、タクシーで三千円以上も乗るとか想像などできなかったからでしょう。

△△駅に着いたようでした。「兄ちゃん着いたよ」と、タクシー運転手がドアを開けました。「タクシー料金は?」と聞くと、「そんなんいいとよ。早く行きなさい」とおじさんは言いました。「でも……」と、財布に手を突っ込みもじもじしていると、「早く行かんと急行に乗れんよ」と財布を押さえて急がせました。「おじさん、名前教えて?」と、わたしも聞いたのですが、「そんなのよかけん、早く行きんさい」と強く押され、「ありがとうございました」と走って改札口に向かったのです。

そして、ちょうど到着した列車に乗ったのです。しかし、その日に悔やまれてならなくなったのは、そのおじさんの名前すら聞かなかったことです。あそこまでの親切を受けて、なぜ名前を聞かなかったのか? 聞いていたら、お礼の手紙なども書けたかもしれません。そのため、熊本の宿でのその夜はかなり失望感を持ってしまいました。

あのおじさんとの出会いがなければ、失望感はなかったかもしれません。自分の会話の不手際、未熟で人の親切を無駄にしてしまったとか、タクシーを降りる時メーター料金は四千円を超していたこと、あの料金をおじさんに負担させてしまったことなど、大きな後悔に繋がったのでした。

しかし、この後悔の念が前向きに変わったのは、翌日になって路行く人に、あのおじさんに似た人が何人も歩いていたことです。同じようなやや太っちょの体格の九州男児は多いようです。歩き行く彼らの笑顔を目にして、わたしに声をかけてくれたときのおじさんの笑顔を思い出しました。そして、タクシーから降りる時もその笑顔でした。列車に間に合ってよかったという、安心感と親切行為の充足感による笑顔だったのか。そこにはおじさん側のプライバシーの状況因もあったかもしれません。

しかし、何といってもたまたま居合わせた若い一人の学生とおじさん、タクシー運転手が駅に早く着こうという一つの目的を目指して一時を過ごしたことには違いありません。それがお互いの素朴な喜びから生まれる笑顔なのです。親切とお礼という因果律を超越した何とも素晴らしい一期一会の初体験だったのです。

この体験は見返りのない親切から生まれた幸福感でしょう。これを参考に、あなたの人生経験から何かいろいろ振り返ってみましょう。きっと、素晴らしい親切に関連した体験も思い出されますよ。

ボランティアをして幸福感を得よう

次に、視点を変えて親切行為について見てみましょう。

普段の日常生活において、楽しい気分になれる活動にはいろいろあります。そして、自分で楽しい活動を行っている時に、あなたが楽しい気分になれるというのも普通でしょう。

では、あなたの活動によって受ける恩恵が、あなた自身ではなく、他者に恩恵が降りる場合はどうでしょうか？

そして、こうした活動はどのような活動でしょうか？

◎

この活動とはボランティア活動とか慈善活動ですよね。ボランティア活動や慈善活動とは、直接の恩恵を自分に求めるのではなく、他者に求める施しです。さらにその活動そのものに対する報酬はありません。

自分自身が楽しむ活動では、その活動につぎ込んだ投入がそのまま自己への恩恵に変わります。一方、ボランティア活動や慈善活動では、その活動につぎ込んだ投入が自己への恩恵とはならず、他者への恩恵になります。このどちらの活動でも満足感は得られますが、こうして見ると、まったくメカニズムが異なることが予想されます。

では、どちらの場合に満足感が長く続くと思いますか？

◉

満足感の継続性は、他者への施しの方が長く続くと言われます。あなた自身が楽しむ活動では、一過性に大きな快感、満足感が得られますが、長期には続きません。ですから、一定期間が過ぎると、快感、満足感が減退していくのです。

一方、他者への施しの行為では、減退速度は緩く、比較的長く、快感、満足感が持続します。

宝くじが当たると幸せになれるの？

例を挙げましょう。

自分の身に生じる快感、満足感の中でも一過性の典型として、金銭取得があります。宝くじが当たったり、ボーナスが入ったりなどです。特に、あまり金銭のない状況で金銭取得が生じると、一気に快感が走ります。

ところが、ある程度お金を持った状態で金銭取得があってもさほど快感は生まれません。かなりの高額取得でないと、快感には結びつきません。これについて行動経済学の分野で指摘されていますが、結論はこれまで所持していた金額と取得金額のバランスによって主観的な満足感が生じるためでしょう。

金銭に恵まれない状況にいると、たまたま得た少額金でも喜びは大きいですが、定期的に獲得できていると、そうした充足感は消失していきます。さらに充足感を得るにはより高額にならないと生まれません。

この心理反応に似ているものに、覚せい剤などの神経刺激薬があります。初回に得られた快楽が、持続使用で得られなくなり、使用量も激増していきます。すなわち、刺激を重ねるにつれて、反応閾値が上昇する神経の「耐性」機能です。脳科学で見ると、この回路ではドパミンが主に伝達物質に関わっています。このことが、満足感が一過性であるということとつながるのでしょう。

一方、他者への施しによって満足感が継続するメカニズムは異なり、オキシトシンという伝達物質が関与すると言われています。これによって、持続性快感や親近感、絆も強まるといわれます。

第6章でも触れましたが、米国の調査で高額な宝くじを当てた人の幸福感がほとんど一過性で、何もしなかった人の幸福感は衰退したといわれています。ところが、幸福感が継続している人は、自ら別の活動に欲求を変えているのです。それが他者施し、すなわち見返りのない親切行為なのです。

彼らは、大金取得後に、満足感を金銭獲得欲の充足にいつまでも求めることなく、寄付やボランティア活動資金へ切り替えています。これこそが他者奉仕の欲求達成感なのです。

そして、こうした満足感は自分自身の楽しみを追い求める姿勢よりもむしろ、他人の幸せを考える姿勢の方が強く生じ、実行した慈善活動をお互いに話し合うことで、さらに満足感が長続きすると言われます。

利他主義こそ幸福感を得る原点

このように見返りのない親切とは、他者奉仕によって欲求達成感を得る見方ですが、これを利他主義といいます。

この利他主義によって、主観的に満足感、幸福感が得られるのですが、こうした主観的規定には、物品や金額を奉仕することよりも、むしろ時間や手間を掛けることで奉仕することにより強い満足感が得られます。

わたしの熊本のタクシーの件がそうでしょう。時間をかけて駅まで送ってくれたからこそ、より強い満足感が生じたのでしょう。

次に、親切に関する心理学的なエビデンスもいくつかご紹介しようと思います。

日本人女性を対象にした実験で、毎日、親切行為をノートに記載することを一週間続けた結果、幸福度は親切行為の多かった群に高く見られたという報告があります。たったの一週間で有意差が出たということから、かなり効果があることがお分かりでしょう。

米国の調査で、ボランティア行為が習慣化されている人は、されていない人に比べて、幸福感や人生満足度、自尊心、人生のコントロール感覚などが高いことも示されています。

ボランティア活動をすると死亡率が下がるという指摘もあります。これについては、専門的になりますが、遺伝子DNAの老化が親切行為によって予防されることのようです。通常、持続性のストレスによってDNAはダメージを受けて、老化を早めるのですが、親切行為によってダメージを受けないということでしょう。

他に、親切行為はうつ病治療にも良いことから臨床で使われていますが、これについても脳科学的な根拠が言われます。それは脳の持つ神経可塑性の性質です。親切行為を繰り返すことでスパイラルに脳が活性化されていきます。それによってさらに親切行為へとモチベーションが上がるというのです。

このように、見返りのない親切をあなたの日常生活の中に組み入れることによって、明らかに幸福感が高まることがお分かりだと思います。是非、日常生活の枠の中に組み入れてみてください。ただ、義務的に入れるのでは、他の手法と同じく、おそらく効果は期待できないでしょう。見返りのない親切が、自然に出てくるような過ごし方が大切なのです。

第11章——人の絆を広げよう

京都の下鴨神社の御手洗祭りは、人の絆を広げるパワーがある

幸福感は一人だけではなく、人の絆によって広がるということ、これはあなたも日常生活の中で体験されていることでしょう。

わたしのエピソードを紹介しましょう。

京都の下鴨神社では、御手洗（みたらし）祭りが七月にあります。ここの足付け神事が京都らしい風物詩です。下鴨神社の本殿の横に御手洗（みたらし）池があり、土用の丑の頃、この御手洗池の中に足をひたし、燈明をお供えし、ご神水を頂くと、延命長寿が叶えられるとの言い伝えからです。日没後、周りが暗くなってから出かけると趣が高まります。靴を脱いでから受付で蝋燭を受け取り、前にならって池を裸足で進むのですが、池の水はこの時期にそぐわずとても冷たいのです。「おー」とか「冷たーい」とかの声が早速聞こえてきます。しばらくすると、冷たいというより、痛くなってきます。水の深さは毎年、膝上五センチぐらいで、かなりズボン等を捲らないと濡れてしまいます。途中の大きな蝋燭で火をつけ、十メートル程前に進んで献灯します。

ある年にあったことです。この年は風が時々吹いていました。そうすると、自分の蝋燭に火をつけてから献灯するまでに火が消えてしまうのです。わたしの蝋燭も途中で火が消えてしまいました。その時、横にいた若い女性がすぐに、「どうぞこれを」と、彼女の火を差し出してくれました。「ありがとうございます」と、女性から火を戴きました。しばらくして、また風が吹いてきました。今度は先程の女性の火が消え、わたしが火を差し出し、彼女が笑顔とともに受け取ったのです。短い間に生まれた知らない人との会話、そこに連帯感が生まれ、献灯が終わりました。

周りを見ると、何の不思議もありません。同じ様な光景がどこでもみられるではありませんか。風が吹くと、蝋燭の火は消えやすく、近くの人同士に火の譲り合いが生まれます。そこには、言葉でなされるコミュニケーションとは異なった、共通意識から生まれるコミュニケーションがなされるのです。笑顔の表情はその連帯感の証でしょう。

あなたは誰をイメージしながらお茶を飲むの？

いかがですか？　こうした情景はあなたの日常生活の中に山のようにありませんか？　ちょっと振り返って思い出してみましょう。

◉

こうして振り返ると、自分がいかに多くの人との結びつきによって生活し、生きているかが実感できると思います。こんなことを考えてみましょう。

あなたが今、お茶を飲もうと、お茶の入った湯飲みを手にした情景です。あなたはその時、誰かと繋がりを持たれましたか？

◉一人で飲んでいるので誰も繋がっていないという人もあるでしょう。でも、横にご主人がいて、彼が冷蔵庫からお茶を出した時に、あなたにもついでに湯飲みに注いでくれたとしたら、そこには繋がりがあります。さらに、このお茶は誰が買ってきたのでしょうか？　そして、誰が売っていたのでしょうか。

このように湯飲みに入ったお茶を振り返るだけで、そこには数えきれない程の繋がりを誰もが持っています。お茶を作った人、お茶を生育させた人、水を飲めるようにした人、湯飲みを作った人など……。

自分は孤独だ、誰とも繋がりはないと言っている人は、その繋がりに気づいていないだけなのです。気づこうとしない人もいます。自らシャッターを降ろして、一人で引きこもり、繋がりを切っていくからだといいますが、ここでも一人でお茶を飲む状況を振り返ると、繋がりが切れていないことに気づくでしょう。

あなたも、ふと孤独感から寂しい気持ちになった時、こうして振り返ることをお勧めします。自分の周りには大勢の人がいることを再認識できるでしょう。そして、自分が一人で生きているのではなく、大勢との繋がりによって生きていること、自分もその一人であることに気づかれるのです。こうした人と人の繋がりが絆なのです。

「花のおじさん」はイギリス人の素晴らしい絆で生まれた

絆によって、自分一人だけでなく、周りにも幸福感が広がることを、あなたは経験されたことがありますか？イギリスの実話をご紹介します。これは「花のおじさん」というお話で、イギリスでも評判になってマスコミに取り上げられたと聞きました。ただ、これに似た話をわたしは各所で聞いており、今回ここで紹介するお話は、いくつかの話を織り交ぜて脚色したことをお許しください。理由はそれぞれの話に感銘するところがあったからです。

ある町におじいさん（Aさん）が住んでいました。彼は長年の勤めを終え退職したので、退職金をある程度手にすることができました。「このお金を何に使おうか」と、彼は考えたのですが、もともと彼はガーデニングが好きでしたので、自分の家の庭に花を植えようと決めたのです。それまで家の庭は割と広かったのですが、手をかけていなかったので雑草がいっぱいでした。そこで彼は毎日こつこつと庭を整備し、種や苗を植えて花壇を次々に作っていったのです。

半年も経つと、花壇に美しい花が咲いてきました。さまざまな色の花が咲き誇り、見事な花壇に変わっていたのです。近所の住民はもちろん、通行人もその花壇を見ては、気持ちよく過ごしました。当然、そこには彼との会話も生まれ、彼も庭を見てもらうことに誇りを持っていったのです。ご存知のように、イギリス人は素敵な庭を人に見せることに誇りを持っており、こうした気持ちをお互いにくすぐることに喜びを感じていたのでしょう。

彼の隣にも、同じ年代のおじいさん（Bさん）が住んでいました。会社勤めに行っている頃は、お互いにあまり親しくなかったといいます。近所付き合いでも形式的に挨拶言葉をかわすくらいだったのでしょう。そんな隣人が、彼の庭に美しい花が咲き、多くの人が集まるのを見て、自分も始めたいと思うようになりました。自分の庭に種を撒き、苗を植えて、自分流の庭にしようと考えたのです。

数カ月後、Bさんの庭にも綺麗な花が咲き、近所の人が集まるようになりました。彼もそうしたひと時がとても楽しくなってきました。しかし、Aさんの庭も美しく、人が集まり、自分の庭にも人が来る。よく見ると、同じような花が、同じように植えてある、そんな光景に何か不自然さを感じたといいます。

そんなある日、Bさんは隣のAさんを訪れ、こんなことを提案したのです。

「お互いに、家の庭にきれいな花壇を作っているのですが、一つにまとめてもっと素晴らしい花壇を作ってみませんか？」これを聞いて、Aさんもすぐにこれだと感じたのです。「一緒にやりましょう」と。それからは毎日、お互いの庭を一つにまとめたプランを出し合いました。そして、数カ月後に素晴らしい庭が完成したのです。近くの町から大勢の人が、見学に訪れるようになりました。

その後、地元の新聞にも取り上げられるようになると、こうした花による繋がりを憧れて、われわれの地区でもやってみようといった機運が生まれたのです。そして、この町では各所で花が植えられました。外からこの町を訪れると、花の光景と香りが広がり、「何て美しい町なのだ」と、胸をうたれたといいます。

その後数年経って、この町が花の町になった経緯が、テレビで紹介されました。最初の一人が始めた花の庭が、隣人の共感で広がり、そこに生まれた連帯感から、町全体が花を求めるようになり、素晴らしい花の町になったというストーリーの展開が報告されたのです。

話はここで終わりません。その後、われわれの町でも花を植えようとか、花でなく小物のデコレーションの町にしようとか、童話の町にしようとか、それぞれの町がその特性を生かして町づくりを拡大していったのです。

このエピソードを読まれてあなたはどのように感じられましたか?

◉

幸福感は伝染する!

実は、このような話は珍しいことではありません。エピソード紹介の前にもただし書きをしましたが、身の回りには同じような話が多くあり、このエピソードはその話をまとめる形で出しました。昔から地域コミュニケーションを豊かにするために、地域住民の方がいろいろ策を練ってきました。そうしたさまざまなプランによって、成功した地域が数えきれないくらいにあるのです。

ここで考えてみましょう。成功例に共通するものに何があったかです。

◉

共通するものとは、プランを始める一人が何といっても楽しいことが基本です。花を植えるなど、プランのための課題を行う際に、その課題を実行する人が楽しくなければ意味はありません。第7章でも話したように、自分が楽しく、打ち込めることを行うことで、自身の幸福感を得ることができます。そして、ますますその行動を続け、より充実したものに仕上げていくというモチベーションに繋がるのです。

次に、自分が幸福感をつかんだ時に、それが一人ではなく自分の周りにも伝わって行くということです。ある人が嬉しそうに作業をしていたり、物思いに耽っていると、その情景を見る人は羨ましく感じます。その羨ましいという感情が、妬みとしてではなく、素直に「いいな」と直感できることが必要です。

自分が嬉しくもない気持ちでいるのに、どうしてこの人は嬉しそうにすごしているのだと、人を自分の物差しで評価すると、そこには人が自分より上にあると見てしまうでしょう。他者を見る時に、このような自己の物差しで評価する習慣になっていると、妬みの感情が伴います。特に、自己が目標としていた水準に他者が達している状況では、自己は他者の下のレベルであるという自己評価に結びつき、ネガティブ感情が生まれてきます。

そこで、人が嬉しそうにしている時、自己の物差しで見ず、他者の物差しで見ると、素直な気持ちが得られます。その素直な気持ちに、自らが直感することで自分の気持ちも上がってきます。

また、嬉しくなった本人は、その気持を独占できません。自分の嬉しさを人に伝えたくなるからです。あなたも良いことがあった時、人に言いたくなった体験はあるでしょう。

このように、一人が嬉しく、楽しい状態にあると、周囲の人に相互作用から楽しさが伝わるのです。これを幸福感の伝染といいます。

有名な幸福感の伝染の例を紹介します。

サッカー競技場によく見られるウェーブについてです。スポーツの応援団がチームを応援するために、雰囲気が盛り上がるとさまざまなパーフォーマンスを繰り広げていますが、一九八〇年代に米国野球の応援で始まったのがウェーブと言われています。この説によると、応援団のある集団が何か変わったパーフォーマンスをしようと、五～六人程で肩を組み合い、声を上げながら体を上下させたといいます。その様子がとても楽しそうで、「よし俺たちもやろう」と周囲に伝わっていったのです。最初は五～六人から始まった動きが、徐々に拡大し、球場全体に広がったのです。その数は何と三万人以上と言います。幸福感の拡大の典型といえるでしょう。

ブータンはどうして幸福の国なの？

絆による幸福感の拡大について、ブータンのお話をしようと思います。

ブータンは人口約七十万人の、インドと中国の間に挟まれた九州ほどの大きさの小国です。ヒマラヤの山麓に立地し、自然にとても恵まれた国です。チベット仏教の流れを汲む敬虔な仏教国であり、伝統文化を重んじ、自給自足を基本に長らく鎖国状況にありました。そのため、産業的には未開発のいわゆる発展途上国の一つでもあります。

その国が最近脚光を浴びているのは、国民総幸福感（GNH）が国連で報告され、国民の八〇％以上が幸福感を持っていることが世界中に知られてからです。一般的に国の豊かさの評価が、金銭や物質による国民総生産（GNP）で評価されるのが、ブータンでは一九七二年、前国王がGNHをその指標に提唱しました。日本でも、近年ブータン国王夫妻が来日され、各地で講演されました。その中でGNHという概念が注目を浴びたのです。

GNHとは、現実生活の中での幸福感についての指標を、四つの柱と九つの領域から評価したものです。四つの柱では、持続可能かつ公正な社会経済開発、自然環境の保護、伝統文化の保護と振興、よき統治に区分されています。九つの領域では、基本的な生活、健康、教育と教養、環境の多様性と弾力性、伝統文化の多様性と弾力性、地域社会の活力、時間の使い方、精神的幸福、政治の質といった九つの要素によって数値化したものです。この中で一部を紹介すると、たとえば精神的幸福については、正の感情と負の感情に分け、正の感情には寛容、満足、慈愛を含み、負の感情には怒り、不満、嫉妬を含めて数値化しているのです。

こうした調査が国民全員に施行された結果、八〇%以上の人に幸福感の高い数値が示されました。この幸福感の高い数値は、ブータン国内での流通物や情報といった外的資源が著しく少なく、現実生活において要求される国民各人の外的資源が少ないことから相対的に現実への幸福感が高まっていたのではという見方があります。ブータンではまだ一九九九年にテレビが導入されたばかりで、二〇〇五年にインターネットが開通した状況だからです。

しかし、最近では自動車や住宅などの物的資源の他に、金融ローンなどソフト資源などが大量に急速導入されています。そこでの問題も首都など都会の一部で生じてきているといいます。そうしたブータンの経済成長の中で、今後の幸福感の低下はある程度予想されることを、あるブータンの精神科医、チェンチョウ・ドルジ先生は認めています。

しかし、ブータンでの幸福感を高める根本的要因は、仏教習慣・哲学の中での個人の捉え方であると彼は言います。ブータンでは欧米のような個人主義がなく、家族集団での共存、安定を求めているからだといいます。つまり、今の自分が幸せになれば満足するといった見方でなく、家族が幸せであること、さらにそれは現在にとどまらず、先祖代々永劫に続くというのです。こうした考え方は、仏教論にあるカルマ論、いわゆる輪廻転生でしょう。今の自分がその一時を生きているに過ぎない。それも家族を中心とした人・動物、自然とのつながりの中で一所懸命生きていくこと、それがもっとも幸せだという考え方なのです。わたしはこれを聞いて、何とも壮大な理念であり、その魅力にとても惹かれました。しかし、今の日本での現実社会にはほど遠い、理想郷での理念なのかという失望感も否定できませんでした。

実は、チェンチョウ・ドルジ先生からブータンの近況を聞いた二週間後に別の講演を聞きました。ポジティブサイコロジーの研究者Richard Ryan氏の講演です。彼はこれまで米国の大学で幸福感を高める要素をさまざまな実験心理によって実証しています。その最大要素がrelatedness（人の繋がり）だというのです。個人の欲求充足より人のつながりでの充足に効果が大きいというエビデンスを報告していました。

わたしはこれを聞いて、ブータンの人々が自らの生活の中で築いてきた「つながり」による幸福感としての人生哲学は、科学的裏付けもされていることに気づいたのです。そして今後、日本においても幸福感を高めるのに有効な方向性は、人や自然との「つながり」であり、そのための多くのツールを実践的に行うことで十分な成果があると再認識できたのです。

国際的にもブータンのようにGNHを測るという試みは、イギリス、フランスで動きがみられています。ブータンの国連での報告以来、多くの国で目から鱗のイメージで視点転換を図ろうとしています。物的要求の充足だけでなく精神的充足感から幸福感が生じ、さらにそれが対人関係の中での共感によってより一層大きなパワーとなって拡大するのです。まさに、伝染病の感染のように拡大していきます。これがポジティブ心理の凄さだと感じたのです。

日本人は「絆」に誇りを持て！

さらにチェンチョウ・ドルジ先生は、わたしの企画したポジティブ指向研修会にも参加して頂きました。これは長野県のとあるホテルでの研修会でしたが、その中で彼がもっとも強調されていたことは「つながり」でした。そして、彼は非常にネガティブに自らの国を捉えている現在の日本人に対して、もっと日本人の国民性に対して自負心を持てと言われました。

その根拠は何といっても、三・一一東日本大震災後の日本人の反応だと言います。大災害で壊滅した地域での住民たちの結束、その中でも特に略奪行為がまったく見られず、お互いに支え合う形で自らの忍耐力を生かして乗り切った光景だと言います。また、三・一一当日の大都会の東京での光景も然りです。交通網の麻痺状況に合って、帰宅に際して誰一人として強引さは見られず、順序立って規則正しく並び、タクシーやバスを待ちました。歩いて帰る際にも列を乱すような個人行為はほとんど見られなかったのです。他国に頻発する極限状態での悲惨な略奪、非秩序が日本にはまったくありません。これは日本人の持つ「つながり」の本質で、日本人各自が視点を変え、自らの「良さ」に気づけばその幸福感はきっと高まるに違いないのです。

さあ、あなたも繋がりを広げましょう。今からでも遅くありません。一人でも多く繋がりを作り、毎日の生活をともに楽しく生きようではありませんか。

第12章——自分の人生目標を見つけよう

遺書を書いてみることで、一体何が始まるの？

自分の人生目標を見つけましょう。このタイトルから、え？　そんな仰々しい、宗教でもあるまいし、自分の人生をそんな難しく考えたくないなど、あなたは直感的にさまざまな印象を持たれたと思います。

そこで一度、実践課題だからやってみようと割り切って、このひと時をあなたの人生目標について考える時間に当ててみましょう。

さあ、それでは実践です。

あなたが明日には死ぬかもしれないという状況をイメージしてみましょう。死ぬ原因や理由はまったく関係ありません。明日にはもう命がなくなるという設定です。こうした状況がイメージされましたか？　そして、次に、あなたの身の回りの知り合いを思い浮かべてください。あなたの家族でも友人でもどなたでも構いません。この知り合いの方に、あなたの遺書を書いてみましょう。

遺書は書けましたか？　遺書、と言われると、一気にとんでもない大変なものというイメージが沸くかもしれません。しかし、ここで実践してみると、比較的気軽にイメージできるようになります。

何を書くのか？　遺産などのお金の問題や、やり残した仕事、残した家族の将来など、人によって限りない程の内容があるでしょう。その中で、このワークとして、あなたに意識して頂きたいのは、あなたがこれまで生きていていかに良かったかです。このいかに良かったかを具体的にすぐ記載できるかどうかが、幸福感を高めるのに非常に有効なのです。

あなたが生きていて良かったと思えるのはどんなこと？

あなたが生きていていかに良かったか。これは二面から捉えられるでしょう。一つは自分の主観的な生き甲斐です。もう一つは他者からの評価です。これはどちらの面でも構いません。自分が生きていていかに良かったについて、直感的に捉えることができればそれでいいのです。

二面の捉え方については、各人の性格によって異なるでしょう。自己中心に行動できる人と、他者配慮で行動する人とは異なります。自己中心に行動できる場合は、主観的に生き甲斐を感じることができます。自分が行動してきたこと、言及してきたことを自己達成感として評価し、自分の周囲にも「あいつは良いことをしてくれた」と思われたと、還元的に自己を意味付けることができます。

一方、他者配慮で行動する場合は、まず自分の周囲に「あいつは良いことをしてくれた」と評価されることで、自己の存在価値を二次的に意味付け、生きていて良かったと主観的感情に持って行きます。

どちらのパターンであっても、その結果、自分が生きていて良かったという、自己存在価値そのものが得られます。

そして、この自己存在価値、つまり生き甲斐は、漠然としたものではなく、具体的に記載できることが必要です。漠然とした印象では、ちょっとしたきっかけ、たとえば、仕事や家族トラブルでの躓きから、一気にネガティブな印象に急転することがあります。

しかし、具体的な生き甲斐として、特に言語化ができていると、多少の身辺トラブルであっても、その自己存在価値が揺るぐことはありません。その具体的記載としての手法が、遺書記載なのです。

このようにして自分の生き甲斐が明確化されてくると、人生目標が見えてきます。今後、あなたがどのような目標に向けて生きていくかです。

この人生目標とは、生活リズムで紹介した短期目標とは、意味がまったく異なります。将来に向けての目標であり、夢でもあります。山登りにたとえると、近郊の山頂に時々登るといった、現実指向性とは異なり、エベレストでも登れたら素晴らしいといった夢なのです。

夢は具体的に持つと実現する！

しかし、この夢を持つことがきわめて重要で、夢に向かって進むうちに、夢が実現したというケースは数えきれないくらい身近にあるのです。

この夢実現の手法としてお勧めなのが、五年後、十年後あるいは二十年後の自分の振り返りです。これはこれまで自分の歩んできた道の軌道修正でもありますが、それ以上に、自分の克服し、達成できたことの自己評価なのです。

人生目標をこのように見ていると陥りがちなのは、いつからこのような人生の目標設定を行ったらいいのかわからないといった意見です。この回答は、自分であえて目標達成への時間を作らない限り、いつまで経っても始まらないということです。いつ始めるのか？ それは今でしょ。この一時流行した言葉がその本質を捉えています。

楽しむための時間も、時間ができたら楽しもうでは、いつまでたっても楽しめません。まず、すぐに始

わたしが強いと感じるのは

＿＿＿＿＿＿＿＿＿＿

＿＿＿＿＿＿＿＿＿＿

＿＿＿＿＿＿＿＿＿＿

＿＿＿＿＿＿＿＿＿＿

＿＿＿＿＿＿＿＿＿＿

＿＿＿＿＿＿＿＿＿＿

それが人生に役立つことができた

図❶——わたしの強みから人生目標を解説してみよう

めることです。そして、自分のさらに求めるものが何なのかに気づくことです。このプロセスを繰り返す中でどんどんあなたは成長し、幸福感が高まる自分に気づいていくでしょう。

第13章──自分を好きになろう

あなたは自分が好きですか?

あなたはご自分のことが好きですか? このように聞かれると、「何でそんなことを聞くのか?」と、ためらう方が多いかもしれません。でも、ここでは一度自分のことが好きなのか、それとも嫌いなのか、単純にyes or noの二分法で見てみましょう。今の自分を素直な気持ちでどちらかに決めてみてください。

◉

いかがでしたか? 単純には決められないと言う方が多かったかもしれません。しかし、この質問を今の学生さんにした時に、YESと言う人の方が圧倒的に多かったことにわたしも驚きました。意外だと思われるかもしれません。でも実は、この質問は、わたしの大学のセミナー「毎日を楽しく送る講座」の中でも、終章で聞いたので、今のあなたと同じ状況と言えます。

大学のセミナーの中でも、本書と同じように、さまざまなポジティブ指向のツールを紹介し、実践しながら進行しますので、終章に至る頃にはかなり、幸せな気持ちになっているかもしれません。セミナーを始める前と後の心境の変化については、素晴らしい結果も出ています。これについては、付録論文をご参照ください。

自分が好きって、自惚れなの？

話を元に戻しましょう。自分が好きだということについて、それはナルシストだからだと、蔑視する見方をよく耳にします。自己愛というフロイトの心理学用語もあり、ネガティブな意味で用いられているからでしょう。フロイトの心理学が元来、人の中にある問題点、欠点を明らかにし、解決するという、病理学的立場を取っているので、そこで用いられる自己愛という用語がネガティブな要素を含んでいるのは仕方がありません。

心理学以外にも、自分を好きになるなんて自惚れてるとか、自分に甘くならず厳しくなければならないなど、自己啓発を含めた、一般で用いられる言葉においてもネガティブなイメージがあります。こうした捉え方には一理あります。それは、これまでの歴史の中で、自分に甘く、自惚れ、傲慢で生きていた先人たちに偉人はおらず、むしろ自分に厳しく、謙虚で、つつましく生きてきた人が尊敬に値するといった教育がなされてきたことです。

こうした道徳というか、社会通念ができると、自分を好きになるといった概念そのものに否定的なベールが被せられてしまいます。自分を好きになるという主観的な気持ちと、自惚れや奢りとは、まったく異なった意味のはずなのに、ネガティブな要素がどこか一点につくと、関連した言葉にどんどん拡大してしまうのです。こうした現象は、日常の中で嫌なことがあると何でもネガティブに捉えてしまうといった、指向パターンと同じです。

本来、自分を好きになるとは、単純に自分のことを肯定できているということです。つまり、これまでもいろいろな視点で取り上げてきたように、ポジティブに自分を見つめられるということです。本章では、自分をポジティブに見つめるにはどうしたらいいかという所から見ていきたいと思います。

二人でお互いに褒め合おう

それでは実践してみましょう。

隣にどなたかがいれば、ペアを組んで会話をしてみましょう。まず、準備運動のつもりで、第3章の自己紹介でも実践された、お互いの共通点を探す会話から初めてみましょう。

◉

お互いの共通点が十個以上は出てきましたか？

それでは次に、相手の良い所をできるだけたくさん見つけ、そのことを相手に言ってあげましょう。ただし、いい加減なおべっかや、取り繕いの褒め言葉はやめましょう。素直に感じた相手の良さに気づくことが大切です。

◉

相手の良い所を五個以上は言ってあげることができましたか？　そして、相手からあなたの良い所を指摘されてどんな気分になられましたか？　照れくさいような、でも何となく悪い気のしないような、いい気分ではなかったでしょうか。そして、あれ？　そうかな、この人にそんな風にみられていたのかなと、あなたが意外な良さをここで気づかれたかもしれません。実は、この実践の重要さは、このように自分の意外な良さに気づくということなのです。

自己と他者の枠とは？

図❶（自己と他者の枠）をご覧下さい。ここではあなたが他人の相手と会話をしている時に、その話題の状況を、二つの軸で振り分けています。一つの軸は、あなたがすでに知っていることであるか、まだ知らないことなのかです。もう一つの軸は、他人がすでに知っていることであるか、まだ知らないことなのかです。

では、この二×二の表の四つの枠にどんな事柄が入るのか、整理してみましょう。

◉

図❷を見てみましょう。

あなたと他人のどちらもすでに知っていることには、社会常識や一般知識があります。たとえば、今日が何月何日であるか、フランスの首都はパリであるとかです。

では、あなたは知っていても他人が知らないことには、どんなことがあるのでしょうか。ここに入るのは、あなたのプライバシーのことでしょう。あなたの家族のことや、経済面、心身面など、あなたが相手にコミュニケーションによって伝えない限り、

	自分が知っていること	自分が知らないこと
他人が知っていること		
他人が知らないこと		

図❶——自己と他者の枠

相手が知ることはありません。

　では、他人が知っていてもあなたが知らないことには、どんなことがあるのでしょうか。当然、他人のプライバシー面が入るでしょうが、それ以外には何があるか。特に、あなたに関することです。そうです。あなたの癖です。あなたが気づかないうちに行っている仕草、足を揺すったり、髪の毛に手を持っていったりなどの癖です。しかし、重要なのは、あなたの良い所なのです。自分ではなかなか気づき難く、人から言われて初めて、「そうか、そんな面もあったのか」などと、自分の長所に気づくことがあるのです。先ほどの実践でした相手の良さを取り出すことがそうでしたよね。

　では、この自己と他者の枠の表をモデルにして、あなたが相手の他人と会話を深めて行くと、どのような状況になっていくのか考えてみましょう。

◉

　図❸を見てみましょう。会話を基本としたコミュニケーションを進めると、お互いに知ることが増えてきます。それはお互いのプライバシーについても話し始め、相互に理解が深まります。時には、自分の良さが指摘されることで、自分がこれまで気づかな

	自分が知っていること	自分が知らないこと
他人が知っていること	社会常識 一般知識	自分の癖 自分の長所
他人が知らないこと	家族のこと 経済面 心身面	

図❷――自己と他者の枠

かった長所を発見することにもなります。これが自己再発見なのです。

自己再発見ノートをつけよう

一人で過ごしていてもなかなか気づけなかったことが、コミュニケーションを取ることで気づくことができる。こうして拡大してきたものが自己再発見と言えるのです。このコミュニケーションは、さまざまな人との関わりで生まれます。これを対人コミュニケーションといいますが、拡大解釈すれば、対象を人だけでなく、動物や自然などにも広げられます。つまり、自然との触れ合いの機会を持つことで、自分の良い面を発見できるのです。

自分の良い所を発見するツールとして、わたしのお勧めするのは、図❺に示したような自己再発見ノートです。これは自分がどんな良い面を持っているのか、いろいろな面から振り返って発見するノートです。

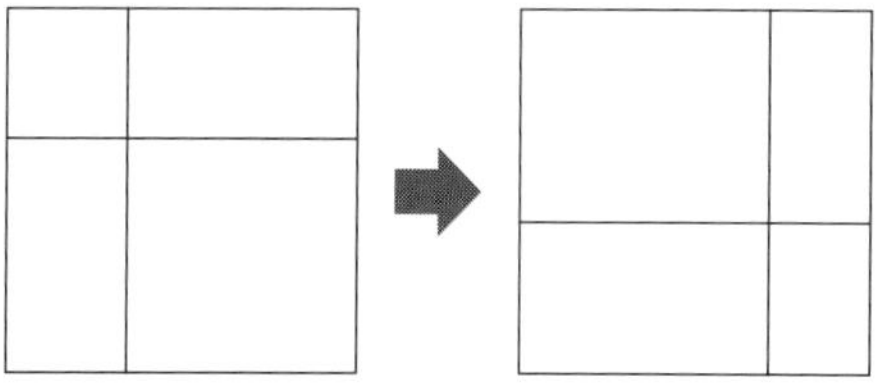

図❸——コミュニケーション向上で

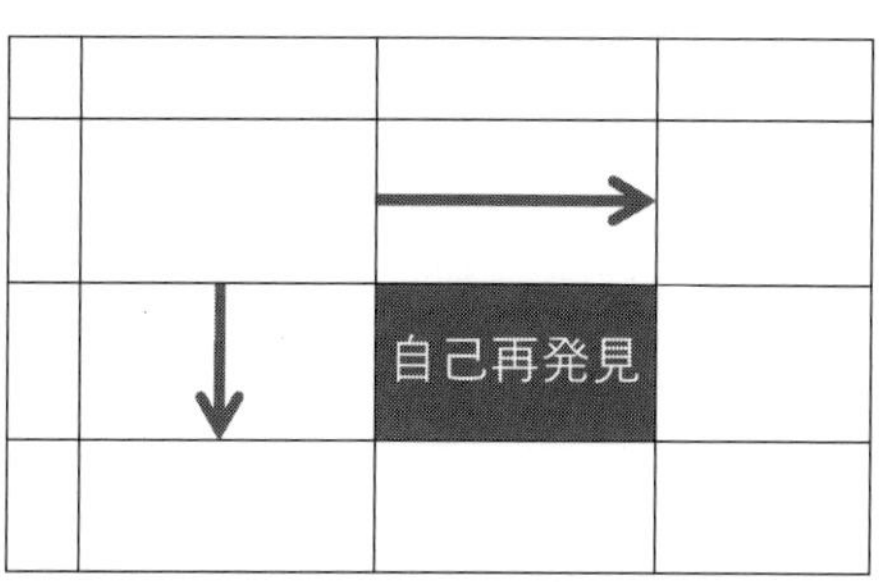

図❹——自己再発見とは

自分の良い所といってもすぐに思い浮かばないかもしれません。そこで切り口を変えた視点で自分を振り返ると、意外に見えてきます。その時、漠然としたイメージで振り返るのではなく、できるだけ具体的に絞って振り返ることです。

たとえば、時間の軸で見てみましょう。過去のこと、現在のこと、これからのことで振り分けます。さらに、気分の軸で、嫌な時であるか、楽しい時であるかを振り分けます。そして、対人関係の軸で、仕事仲間との時か、友人との時か、家族との時かと分けます。具体的に振り返るには、このように三つの軸を組み合わせて、どんな状況の時に自分の良い面が出たのかを振り返るのです。

自分再発見ノート

- どんないい面を持っているのか？

過去，現在，今後（時間の軸）
苦しい時，不安な時，楽し時（気分の軸）
友人と，家族と（対人関係の軸）

- 夢作りにつなげよう

どんな夢を，どんな地域を，どんな家族を

これによって，社会貢献，生き甲斐へ

図❺――自己再発見ノートをつくってみよう

傘の水しぶきをぶっかけられても腹が立たないコツとは？

こんなわたしの例があります。先日、ちょっと嫌な思いをした時に、すれ違った人とこんなことがあったかな、と振り返ってみます。

雨が降っていた時で、地下鉄を降りてから階段を上がってきました。外はやはり雨がかなり降っていました。ちょうど地上に上がった時、ある女性が外から階段を降りようと、入ってきました。彼女は傘をたたもうと、傘を上下に大きく振ったのです。わたしはたまたま隣にいたので、彼女の振った傘の水滴が大量に自分の服にかかったのです。

「え？」と、その人を見たら、急いで階段を駆け降りて行ってしまいました。まったく何があったか、彼女は気づいていなかったようです。水滴をかけられたわたしは、一時的に無性に腹が立ったのですが、「いや待てよ。逆の立場だったら気づいていただろうか？」と、すぐに客観的に状況を捉え直したのです。そうしたら、「まあ、こんなこともあるか。アンラッキーだったのかな」と、怒りはすぐに消え、傘をさして歩き始めました。

この状況を振り返ってみると、自分には状況を結構客観的に見ることができるような冷静さがあるかなと、自分の良さとして認識できたのです。

どうだったでしょうか？　この例のように、日常生活の中の何でも些細な状況を振り返ることで、自分の良さに気づくことができます。

わたしは、［　　　　］という自分が好きです

自己再発見ノートをつけていると、気づくことには自分の良さもありますが、自分の強みもそうです。強みの章でも実践した方法を覚えていますか？　強みの章でご紹介した方法は、楽しかった経験を振り返り、その時に誰と過ごしていて、どんな強みが生かせて楽しくなったかを振り返りました。これは、自己再発見ノートでは、過去に体験した、人との関わり中で、楽しかった状況から自分の良さを振り返ったことに相当します。すると、自分の強みもこうして自己発見ノートをつけていると、結構広がるのではないかと、気づかれましたよね。

そうです。このように自己発見ノートをつけていく習慣をお勧めです。きっと、自分の良さ、強みが広がり、自分の世界が広がっていくことは間違いありません。

自分の良さがいくつか見えてくると、一度文章にしてみることをお勧めします。これを外在化といいましたよ

ね。文章にすることで、もやもやしていたことがはっきりしてきます。そこで、図❻のような文章を作ってみましょう。

ワークタイム

わたしは、［　　　　］という自分が好きです。
わたしは、［　　　　］ができる自分が好きです。
わたしは、［　　　　］という自分が嬉しいです。

いかがでしたか？　空欄部分に、具体的なことを入れてみると、自分の好きな面が見えてきます。

あなたの自分の好きな面がイメージとしてまとまってきましたか？　それでは、まとまってきたイメージから、今度は、あなたの好きな点をアピールしてみましょう。たとえば、面接の状況を想定してアピールします。

「自分には思いやりがあって、自分でも好きです」とか、「自分には繊細な面があって、自分でも好きです」とかです。

人とのコミュニケーションの中で、すぐにあなたの好きな点がアピールできるようになることが重要です。

- わたしは，［　　　　］という自分が好きです。
- わたしは，［　　　　］ができるので好きです。
- わたしは，［　　　　］という面が嬉しいです。

図❻――「自分が好き」という文章をつくろう

自分が好きになると素直に感動できる

このように自分の好きな点が増えてくると、きっと自分の全体が好きになってきます。では、自分が好きになってきたらどうなると思いますか？

◉

何といっても、毎日が楽しくなることは間違いありません。それは、自分の周りの環境との触れ合いの中で、いつも自分の得られたことに意識が向き、「良かったな」と、主観的に感じられるからです。そして、ちょっとした環境の変化に対してポジティブな気分が出てきます。これこそが感動でしょう。自然や人との触れ合いの中で素直な感動が得られるのです。例を挙げればきりがありません。

冬の日々を送り、寒いと感じていた木枯らし、ふと道端の木に目をやると、木の芽が膨らんでいる。そうか、二月になると木の芽も膨らむのだ。

バスに乗っていて、赤ちゃんを抱いたお母さんが座っている。ふと、赤ちゃんを見ると目が丸く、ちらっと何か笑ったように感じた。そんな気持ちでお母さんを見ると、お母さんにも笑顔が感じられた。

夕食の時になった。家族がみんな一緒にテーブルに着いた。「いただきます」と言って、食べ始めた。今日は、大根の入ったみそ汁と、がんもどきに茄子の炒めものだ。「茄子がおいしいね」と言うと、妻も美味しそうに箸を進めた。

いかがですか？　あなたの周りには、ちょっとした感動の材料が限りなくあるのです。そして、そんな見方のできる自分を振り返ってみると、昔は息の詰まるような日々を過ごしていた自分が、今はこころにゆとりを持って生きている気がする。そうか、自分も変わってきたのだと、自分の成長に気づくこともできるでしょう。そして、この成長して行く自分と日々の生活から、充実感が得られ、生きていることの素晴らしさが感じられます。生きていてよかったと、素直に喜びも感じられてくるのです。この喜びの気持ちに感謝が伴うのも自然の流れでしょう。これこそが幸福感といえるのです。

さらにこの幸福感は自分だけに収まりません。自分の周りのみんなも一緒に幸せでありたいと思うことは、絆の章でもやりました。

好きになるのは自分だけではありません。自分のまわりのみんなが好きになってくるのです。

第14章――事例検討

こんな場合だったら、あなたはどうしますか？

本書で学んだ手法を適時に使って、対応してみましょう。

二つのケースを取り上げますが、どちらも仮想のケースで実在はしません。ただし、断片的には、多くのケースで見られる内容であり、それを組み合わせました。

ケース1

過労気味で仕事ができなくなった会社員の話

三二歳独身男性。京都在住。

最近、仕事がしんどくなって休むようになったため、産業医面談。

生活歴

二人同胞第二子。大学時代は文科系サークルに所属し、友人と過ごすこともあった。性格的には、のんびり屋で人当たりはいい。几帳面さはみられない。

大学卒業後、規模の大きい事務系の会社に入社。マイペースで十年を過ごした。二年前から総務部に所属していた。

生活は一人暮らし。会社の近くの賃貸マンションに住んでおり、通勤は十分程。食事はたいてい帰宅途中の店で取っていた。

現病歴

総務部の仕事は、二十一時を越えることが多かったが、十分で自宅に帰れることから周囲からは羨ましがられた。そうした職場の雰囲気から、「もう少しいいか」と、仕事を受け過ぎることがよくあった。そのため、帰宅は深夜となり、二十三時を過ぎることも多くなった。

休日は、普段の睡眠不足を解消しようと、昼過ぎまで寝て過ごした。そんな時は、外出がうっとうしくなり、ほとんど寝転がって過ごすことが増えた。スーパーで、レトルト食品やお菓子類、ビールなどの買いだめをしていたので、休日は外出しなくても食事に困ることはなかった。

ある朝のこと、風邪を引いたのか、体がだるく、起床がしんどかったので、午前中を休み、午後出勤とした。午後、会社に着くと、デスクの上には大量の書類が置いてあった。隣のデスクの人に聞くと、係長が今日中に仕上げてほしいと指示していたのこと。その日は何とか、二十四時過ぎまで会社にいて、仕上げて帰宅したが、疲れが強く、食事も取れなかった。

翌日は定時に出社したが、上司より半期の締めの仕事についての指示が職場に出された。職場では、しばらく深夜帰宅になるという暗い雰囲気が流れた。

こうした二週間の多忙の中で、徐々に全身倦怠感が強くなり、休日は布団の中で過ごすだけになっていた。

週明けの月曜日は特にしんどくなり、遅刻が目立つようになった。出勤しても業務量は減らず、残業が続いたため、徐々に集中力が落ち、仕事中の眠気、意欲の減退が見られ、食欲も以前より落ちていた。

職場の同僚に話したところ、クリニックで診てもらったらと勧められた。そこで、メンタルクリニック受診。うつ病の診断で抗うつ薬を処方された。抗うつ薬を服用した初日の朝、眠気が強く起床できず、午後出勤となった。しかし、眠気が強い中で、仕事量はいつもと変わらず、二十一時過ぎになってもまったく終了できる目処が立たなかった。この日は何とか帰宅したが、翌日も頭が呆然とするばかりでほとんど仕事ができない状態であった。

翌週、クリニックを再診したが、抗うつ薬を増量された。その日、増量された薬を服用したが、翌日起床できず、気がついたら夕方になっていた。電話で係長に事情を話したところ、最近の勤務状態がおかしいので、一度会社の産業医診察を受けるようにと勧められた。

産業医面談

産業医面談の結果、以下の点が指摘された。まず、超過勤務の状況が最近目立っており、もっと早く帰宅すること。生活リズムに乱れが生じていること。仕事に追われる毎日でその息抜きがなされていないこと。そして、うつ病と考えるより、上記を改善すれば全体的に状態も良くなるとのことであった。さらに、抗うつ薬はしばらく中止するよう指示された。


こうした指示が出されました。

さあ、あなたならどうしますか？

◉産業医の指示で彼がどのように動いたかを見てみましょう。

まず、産業医指示で十九時まで勤務となったので、以前より早く帰宅できるようになりました。抗うつ薬を中止したところ、頭の呆然とした感じは薄れました。

同時に、生活表をつけるように指示されました。生活表とは、起床から睡眠までの具体的行動の記載、食事の記載です。平日から休日まで記載していくのですが、振り返ると、休日はほとんど寝ていることがわかりました。

これまで休日が寝て過ごしてばかりであり、もっと活動した方がいいことを産業医から指摘されたのですが、何をやったらいいのかわかりません。そこで聞かれたのが、以前は休日に何をしていたかです。入社当時、よくやっていたことに模型作りがありました。

そこで、休日に模型作りをしてみることにしました。模型を作るには材料を買わねばなりません。市内で種類の多い店を見たり、ネットで探したり、休日に時間を過ごすことが増えてきました。

産業医からの業務の捉え方のアドバイスとして、優先順位をしっかり決め、こなした自分を自己評価するように言われました。まだやれていない課題を探して悩むのではなく、すでに終了できた課題に目を向けるようにとのことです。

次に、産業医から言われたのは、一日の充実です。仕事に追われた一日を過ごさないようにということです。平日を振り返ると、十九時まで仕事をして、外食し、帰宅してから、テレビをつけながら横になって寝るだけの毎日です。翌朝は七時起床です。

そこで彼は、実家に戻ることにしました。会社から通勤で一時間半ですが、産業医から家族との談話を取ることが重要であることを指摘されたからです。帰宅も十八時まで勤務の指示をもらいました。実際、職場全体に対して超過勤務状態に対して改善勧告が産業医から出されており、個人的に時期は良かったようです。

実家に戻ってから、彼は帰宅を十九時半ごろにし、最初は外食だったのですが、その後週に二回程両親と夕食を取るようになりました。同時に、朝食は一緒に取ってから出勤です。元来、会話は好きだったのでいろいろと話も出されました。

実家では、昔から家の修繕を頼まれていましたが、結構好きでした。そこで引っ越してからは、ホームセンターに材料を買いに行って頼まれた物を作ったりしていきました。頼まれた物を作っている時が楽しかったです。

しかし、両親と一緒に過ごすと、耳に入るのが結婚の話です。それがいやで単独の生活を選択したのです。産業医に相談すると、家族内でのコミュニケーションが一番大事で、その中で妥協点がわかってくると言われました。

ある日、食事会に一緒に来ないかと親から誘われました。親の知人の娘さんも来られるとのことで、当日は行く気がなかったのですが、仕方なしに出かけました。

食事会では、意外にも知人の娘さんと息が合い、気軽に次回に会う日も決めてしまいました。

その後は、トントン拍子です。翌年、結婚となりました。

会社の産業医には、今も相談に行っています。そこで、学んだことは、仕事オンリーの毎日にしないことです。すべての業務は、規定期間内にこなせるはずで、無駄な残業はせず、早く切り上げて十七時からライフを楽しむようにと言われました。

こうした見方をするうちに、毎日が楽しくなり、自分の強みも「ものつくり」であることがわかったのです。結婚後は、会社の近くに引っ越しましたが、生活スタイルは自分の時間をもっとも大切にしています。「ものつくり」の強みを磨き、今では近所からもいろいろ依頼されます。それが楽しくもあるのです。

今も、生活表は大枠でつけています。さらに、見返りのない親切と良かったことの取り出しも追加しています。二人の子どももいますが、必ず食事は四人で取って、そこでの会話を楽しんでいます。日曜日は、子どもたちと日曜大工を一緒にやっています。

一時、うつ状態になっていた頃を思うと、今はとても幸せな毎日です。

ケース2　息子から見放されて死にたくなった母親の話

六八歳女性。京都在住。

最近、毎日一人で過ごすことに疲れた、生きることが嫌になったとクリニック受診

生活歴

三人同胞第三子。短大を卒業し、アパレルメーカーに勤める。社内結婚後、退社。二子をもうける。二人の子どもは、上が娘、下が息子である。二人とも独立し、夫と二人暮らしが続いた。性格は、几帳面、対人配慮。特に趣味は持っていない。

夫は、アパレル会社を定年退職後、関連会社に勤めていたが、二年前に退職した。写真が趣味でほぼ毎日仲間たちと外出している。

彼女は、いつも家事をして過ごすのが日課であった。

現病歴

娘は十五年前から英国に留学に行ってほとんど戻らない。帰国は二～三年に一度である。息子は、東京で単独生活していた。彼女は、息子が結婚後京都に戻ることを期待していたが、残念ながら戻らなかった。東京で

女性と同居するようになったからである。

一度、夫と息子の所へ出かけたのだが、結婚式や今後のことなどまったく聞く耳を持たなかった。すでに、息子は以前勤めていた会社ではなく、女性の親が経営する会社に転職しており、うまく使われている感じであった。子どもを作ることに関しては、まったくその気はないという。その日はまったくのけんか別れで地元に戻ることになった。

彼女は、息子のことでかなりショックを受け、夫になんとかした方が良いと迫ったのだが、夫の方は「個人のことだから仕方ないだろう」と、人ごとのような受け答えであった。

翌日、夫は写真の仲間と早朝から出かけて行った。帰りは食事を取ってくるので好きにしていいと言われた。その日は、ずっと息子のことが頭から離れなかった。息子の部屋にあった、娘と息子の映った写真を見ているうちに涙があふれてきた。一体、自分は何のために生きてきたのだろう。

その後暫く、家事は続けていたが、元気がなくなり、食欲もなくなってきた。夫からは、買物に行かないのはどうしてだと非難され、もううんざりといった感じになった。その時たまたま近くにあった長い紐に手を出し、首を締めようとしたのである。

夫が、買物から帰宅後、彼女が紐を手にして泣いている所を発見し、夫は驚いて一一九番通報となった。当日、救急病院では何ら問題なく、精神科クリニックの受診を勧められた。

クリニックでは、うつ病との診断で、抗うつ薬が処方された。そこでは最新の抗うつ薬に、マイナートランキライザー、睡眠薬が処方されたが、彼女は飲む気にはならなかった。それは、自分の気持ちがまったく理解してもらえないまま薬を飲まされていく、嫌なイメージが沸き上がったからである。

夫も、彼女がほとんど食事を取らないのを心配し、別のクリニックに相談することになった。

クリニック受診

主治医面談の結果、以下の点が指摘された。うつ病というよりも、今の彼女が人生の中で孤立してしまい、生きて行く価値を見失ってしまったこと。そして、孤立して続くストレスをどこにも発散できていなかったこと。息子との繋がりが切られた感じに陥った際にも、夫からも突き放された気持ちに嵌ったことである。薬は、睡眠薬のみにして熟眠をとれるようにとの指示を受けた。

こうした指示が出されました。

さあ、あなたならどうしますか?

◉

主治医の指示で彼女がどのように動いたかを見てみましょう。

まず、主治医から本当に辛かったのですねと言われ、彼女もぐっと涙が込み上げてきました。暫く、言葉が出なかったですが、息子にとても期待していたこと、特に、息子が幼少時に「お母さんと一緒にいる時が一番嬉しい」といってくれた言葉が、忘れられないということなど、過去のことが話されました。

翌週、睡眠がとれるようになってきたので、睡眠薬は中止となりました。そして、主治医から感謝ワークをつけてみるよう勧められました。

二週後も、彼女からは過去の息子とのことばかりが話題にあがり、感謝ワークはまったくされませんでした。

こんな面談が数回続きましたが、ある時、彼女は通院の途中のバスで、高校生の男の子に席を譲ってもらえたこと、その時の言葉の柔らかさがとてもよかったことを話しました。それを機に、感謝ワークをつける気になったのです。

二週間、感謝ワークをつけ、外来でそれを説明している時は、彼女にも笑顔が出てくるようになりました。そこで次に勧められたのは、「何をしている時が楽しいか」というテーマです。そんなこと、彼女は考えたこともなかったので、まったくわかりませんでした。そこで、楽しかったことを具体的に記載してくるように指示されました。

彼女の記載した内容は、バスや地下鉄など交通機関で移動している時でした。そこで彼女が聞かれたのは、「どうしてその時が楽しいか」です。そして、「どんな自分の強みから楽しくなったのか?」です。

こうした課題をこなしているうちに、彼女には好奇心が強いことがわかりました。昔から、旅先でいろいろな地域から来ている旅行客と話をし、自分の地域のことを話したり、相手の地域の情報などにとても関心が強かったのです。

でも、今は旅行に行く機会がないと言います。夫は自分の仲間と自由に交流しているので、夫との旅行はないのです。

そこで、単独でも参加できる近隣バスツアーについての情報を得ました。初めての参加はとても抵抗があったのですが、参加してみるととても楽しく、友達もできるようになりました。

その後、月に一～二回のツアーに参加するようになったのです。それも前のツアーで知り合った友人たちとのツアーで、その催しを彼女はとても楽しみにするようになりました。

しかし、彼女が自由にできる小遣い銭をそんなに持っているわけではありません。そこで、彼女は主治医にアルバイトをやってもいいかと聞きました。主治医からは、自分に負担にならないように軽作業を週に二～三回だったら構わないとのアドバイスを得ました。

清掃業の求人があり、応募したところ採用となりました。週四回で五時間とのことで、働きに出るようになりました。夫へは事後報告としたところ、特に反対されず、人ごとのような対応だったのです。その対応が息子についての心配事の時とまったく同じだったので、これがお互いに自由にやって行くことなのかと自覚したと言います。

その後、アルバイト先の知人と時々食事会に出かけたり、バスツアーで知り合った友人や、その友人の友人など、横の繋がりが増えてきたことで毎日が楽しくなってきました。

実は、彼女は主治医の勧めで、良いことを三つ取り出すルーチンワークをバスツアーに出る少し前から始めていました。他に、感謝ワークも継続していましたし、最近では旅先で軽いデッサンをするようにもなりました。それは、自分の強みを振り返っていたとき、高校時代の美術の授業がとても楽しかったこと、友人たちからの評価も非常に高かったことを思い出したのです。

彼女は、描いたデッサンを旅行先で友人に気軽に渡して、満足感に浸ることができたのです。最近、息子宛にデッサン付きの手紙を送りました。そしたら、息子から「ありがとう」と携帯に電話がありました。そのひと時はとても幸せであり、またデッサンを描こうと思いました。

エピローグ

良かったことを毎日三つ見つけると幸福になれる

幸福感をつかむための手法を紹介しましたがいかがでしたか？

紹介した手法として、今から気軽に始められるものは、毎日良かったことを見つけること、笑顔で毎日を送ること、自分の生活リズムを作ること、自分の強みを見つけること、何かに一所懸命になること、感謝をすること、見返りのない親切をすること、の七つでしょう。このうちどれか一つでも、あなたがこれはやれそうだと直感的に感じた手法をまず始めましょう。そして、一週間後に必ず自分を振り返ってみてください。どこか、自分に今までと違った点が芽生えていることに気づかれるでしょう。

ここで重要なことは、あなたが一週間、始めた手法に楽しく取り組んでおられたかです。義務的に、億劫さを感じながら取り組んでも効果は出ません。ですから、最初に取り組む際には、楽しく取り組めるものから始めることです。

あなたが、ぴんと「これはいけるぞ」と直感できた手法は、きっと取り組んでいても楽しくなれます。そして、そこに充実感を感じることで、次の目標設定をし、着実にその効果を上げて行くことが可能なのです。

二兎追う者は一兎をも得ずということわざにあるように、始めようと思い立った時には、たくさんの手法を同時にやり始めないでください。一度に始めると必ず息が切れて途中で脱落してしまいます。一つからまず初め、その効果を実感してからつぎの手法も始めましょう。

最初に何から始めようか？　と迷っている方にお勧めの手法は、「毎日、良かったことを見つけること」です。日記のように、良かったことのみを書き出していきます。ここでは、その日にあなたの身の回りにあった些細なことからポジティブな面に視点を向ける訓練を行います。一週間後に、これができたかどうか振り返ります。

これが簡単にできた方は、「毎日、良かったことを三つ見つけること」を始めましょう。一つは容易に見つけられても、三つとなるとなかなか見つかりません。これは「良いこと」という定義が、あなたにとってまだかなり高いレベルに設定されているからです。

ポジティブ指向が身についてくると、身の回りの何でもない些細なことに素直に良さを感じるようになります。たとえば、並木のつぼみを目にして、「木も春を待っているのだなあ」とか、母親と一緒に歩いている高校生ぐらいの息子を見て、「お母さんとの楽しいひと時かな」など、過ぎ行く時と自分とのあらゆる関わりの中に喜びを感じるようになると、良いことは限りなくあるのです。

「毎日、良かったことを三つ見つけること」という訓練については、ポジティブ心理学の実験の中で、確実に幸福感が高まることが実証されています。あなたもその一人になりましょう。

そして、「毎日、良かったことを三つ見つけること」もできるようになられたら、他の手法に拡大して行きましょう。きっと、どんどん視野が広がり、幸福感が得られるようになるでしょう。

幸福感を得るには、まず体を動かしてみたら？

でも、一週間経っても、良いことの取り出しがなかなか実行できなかったとしたら、どうしたらいいのでしょうか。これは、まだあなたが毎日記録をつけていくことに不慣れなためでしょう。あるいは、まだ身の回りの良いことに気づけていないこともあるでしょう。こうした場合にお勧めの手法は、まず体を動かすことからです。

あなたが一所懸命になれる具体的なことを始めましょう。一所懸命の章でも紹介したように、掃除や散歩、ジョギングなど、何もまわりに揃っていなくても取りかかれます。

あるいは、見返りのない親切も有効です。積極的に公道のゴミを拾ったり、列車やバスで席を譲ったり、あなたの行動から幸福感へ気持ちを変えていきましょう。

体を動かすことで気分を向上させるのは、意外に簡単です。それは、何も考えなくても体を動かすことはできるからです。こうして、行動によって気分を向上させ、気分の向上によって、ポジティブ指向へと視点を広くしていきます。

人によってきっかけは異なるでしょうが、それぞれの特性を生かしながら、ポジティブ指向へ持って行くことができるのです。

幸福になる条件とは何でしょうか？

何といっても、あなたが幸福でありたいと思うことです。その幸福とは、絵に描いた餅のように、テレビや雑誌等で知った他人の生活から、幸福の理想像を描くことではありません。あなたの日々の生活に、満足感を持って、自分流の幸せを感じていくことです。

こうした幸福感を得るには、次の三つポイントが充足していることです。

一つ目のポイントは、喜びです。この喜びとは、現在の状態に対して嬉しいと感じることです。一番良い例は、お金を得た時でしょう。何らかのお金を得ようという試みをしていて、お金が入った時に気分を悪くする人はいないでしょう。

たとえば、宝くじでしたね。宝くじが当たって、不意に大金を手にした時は、喜びが沸き上がるでしょう。この金銭取得による喜びの感情とともに必ず幸福感も付随してきます。しかし、この喜びの感情は一時的なもので、時間の経過とともに減弱していきます。

米国での宝くじによる高額金の取得後の幸福感についての調査がありますが、一般の人よりむしろ、高額金の取得後の方が幸福感は下がったという結果が出ています。これはどうしてだったでしょうか？

大金を得ることによって、身の回りの生活への価値観、生活様式が取得前に比べて大きく変わります。衣食住におけるそれぞれのショッピングにおいて、従来の価格より大幅に高額な物品の購入をためらいなく求めるようになります。こうした状態が慢性的に続くことによって、時間の経過とともに、今おかれた状態に耐性が生じ、満足感が生じなくなり、喜びは失せ、幸福感もなくなるのです。

つまり、ここで生じた幸福感は、取得の喜びによって生じた一時的な感情で

①喜び
②何かに夢中になれること
③人生に生きる意味を見いだしていること

あなたは①②③すべてを満たしてますか？

図❶——幸福を感じる3つのポイント

しかなかったからです。同様な喜びの感情は限りなくあります。たとえば、試験に合格した際の喜び、子どもを出産した時の喜び、旅行に行った時の喜び、美味しい物を食べた時の喜び、彼と一夜を過ごした時の喜び、欲しかったブランドバックを得た時の喜びなどでしょう。

幸福感はどうすれば継続できるのでしょうか？

二つ目のポイントは、何かに一所懸命なれることです。あなたの生きているその時間を、何もせず過ごしていては、幸せになれません。何もせず、浮き世を離れ、瞑想にふけることが最高の幸せといった、仙人の境地を求めることもありますが、ここでも無心に想念を集中させ、悟りの境地に向かおうと、一所懸命になっているのです。

毎日の生活の中で、一所懸命になれること、これは一所懸命になろうという章でもやりました。過ぎ行く年、日々、時間に、自分流に打ち込める目標や課題を持って、没頭していくことです。

一所懸命になれるものが何もなければ、生きていることが空しくなります。大金を得ても、一所懸命になることができないと幸福感が減弱するのはこの理由にあります。反対に、お金がなくても、一所懸命になることを持っていれば幸せに暮らすことに導くことができます。

しかし、ただ一所懸命になっているだけでは、不完全でしょう。それはやりがいです。あなたが一所懸命になれることにやりがいを持つこと。そして、そこに自らの生き甲斐を意識できることです。

三つ目のポイントは、生き甲斐です。自分の人生に生きる意味を見いだすことができると、幸福感を安定して意識できるようになるでしょう。これによって、人生の中で良い行いをし、自分の価値観にあった人生を送り、潜在能力を十分に発揮できるようになるのです。

以上、三つのポイントをすべて満たすことで幸福感に至ることができるのです。

ここで、あなたはこんな疑問が出てきませんか？　三つとも満たすなんて、金も地位も仕事などがそれなりに揃っていなければあり得ないなどと。果たしてそうでしょうか？

金も地位も仕事などが揃っていると、三つのポイントを充足しやすいと思われるかもしれませんが、必ずしもそうではありません。ポイントの充足を求めるためにもっとも重要なのは、社会との関わりです。周りの人との関わりを隔絶した生活空間、すなわち孤立した閉塞空間の中では金も地位も仕事も揃っていてもポイントの充足は困難です。社会との関わりを持つことによって、ポイントの充足をしやすくできるのです。

家族や友人、地域、社会などの人々との関わりを多く広げること、こうした社会的ネットワークの拡大によって充足しやすくなることには、深い意味はありません。充足のためのルートが単に多くなるからです。

幸福感を得る三つのルート

幸福感を得るルートとして、三つの大きなルートが考えられます。

一つ目は、新たに「もの」が手に入ることです。「もの」とは、物品に限らず、地位や評価、快楽などで、これまで自分になかった「もの」が新規に得られることです。当然、こうした「もの」を手に入れるためには、ネットワークが多いほど手に入れやすくなります。

①新たに「もの」を得る
　なかったものが手に入る
②「もの」，自分，他者・環境への捉え方を変える
　あるものへの見方が変わる
③自分と他者・環境への繋がりを増やす
　共感がうまれる

図❷——幸福感を得るルート

二つ目は、その「もの」への捉え方が多視点になることです。それは同時に、自己や他者、環境への捉え方にも柔軟となり、非常にフレキシブルな評価を常に持つことができます。

三つ目は、コミュニケーションによる共感です。ネットワークの拡大によって、自分は多くの他者や環境との繋がりを作ることができ、それぞれとの共感を持つことができます。

フランス哲学者アランの言葉を生かそう

ギリシャの哲学者アリストテレスが、「最高の善は幸福であり、良く生き良く行為すること（well-being）が幸福と同じ意味である」と言っています。つまり、生きる最大の目標が幸福であることを紀元前の頃に明言しているのです。

二十世紀には、フランスの哲学者アラン（エミール＝オーギュスト・シャルティエ）の言葉にこんなのがあります。

「幸福は待っていてもなれない！　幸福とは自分の行動によって生まれるのだ！」

さあ、これからあなたも本書を実践してみましょう。そうすればきっと、幸福感を得ることができます。

大学でどのようにwell-beingを目覚めさせるか？まず、好奇心、元気さ、モチベーションを高め、毎日を楽しく過ごすこと。コミュニケーションの中で他者との協調性や絆を築くこと。そして、自己特性（強み等）をつかみ、チャレンジ精神を磨き、生きる夢を膨らませることである。

こうしたwell-beingを達成させるために、私はポジティブ心理学理論を基本に以下の実践プログラムを作成した。ここには九つのトレーニングを盛り込んだが、セリグマンやチクミントミハイ、ピーターソンなどによっていずれもwell-beingに有効であることが実証［▼1~3］されたものである。

◎――well-being実践プログラム

1 会話における笑顔の充足
2 ポジティブ指向（WOS）
ポジティブな言葉の積極使用
一日の中で良かったことをピックアップする習慣性
3 自己の強みの気づきと向上（自己再発見）
4 感謝ワーク
5 目標と価値観の明確化（GOS）
6 他者への無欲な親切
7 一生懸命夢中になれる行動（フロー）の気づきと行動

8　自己評価と自己肯定（自分を好きになること）

9　人との絆からコミュニケーション（社会的ネットワーク）の拡大

◎──well-being実践プログラム施行による学生の幸福度の変化

一、対象と方法

龍谷大学短期大学部学生のうち、教育心理学の受講者七二名を対象に実施した。実施期間は二〇一一年十一月〜二〇一二年一月の三カ月間である。

調査方法として、well-being実践プログラムの介入前・後に、①教育評価アンケートを実施するとともに、各セッションの終了後に、②セッション評価アンケートを実施した。

1、教育評価アンケート

各個人の生活全般の満足度・幸福感については、内閣府が「国民生活選好度調査」として実施している調査から、満足度と主観的幸福感の指標を用いた。そして、哲学的な個人差を除外した人類共通の人生満足度の測定としては、「人生満足尺度（SWLS, Satisfaction with life scale; 角野、一九九四）」を用い、日本人向けの幸福感の変化を捉えるためには、「協調的幸福感尺度」を用いた。

また、メンタルヘルスの指標の一つとして抑うつ感の変化を見るために日本版ベック抑うつ質問表（BDI, Beck Depression Inventory）を用いた。

2、セッション評価アンケート

セッション内容が理解できるものであったか、将来自分に役に立つものであったか、取り組みやすいものであったかの三点について尋ねるため、①理解度、②有用性、③取り組みやすさを質問項目とした。

結果の解析には、プログラムの開始時と終了後の指標比較として、対応のあるt検定を用いて平均差を検定した。

二、結果

1、生活全般の満足度・幸福感の比較

表❶に示されるように、もっとも大きく変化しているものは余暇満足度（$t=2.73, p<0.01$）であり、余暇の過ごし方が充実していることが示された。このことはメンタルヘルスにとって非常に有用であることを意味している。また、仕事や趣味の満足度が高くなっている（$t=2.05, p<0.05$）。近隣の満足度が上がる（$t=2.16, p<0.05$）のは、地域の人や周りの人との交流がポジティブに行われるようになった結果とも考えられる。

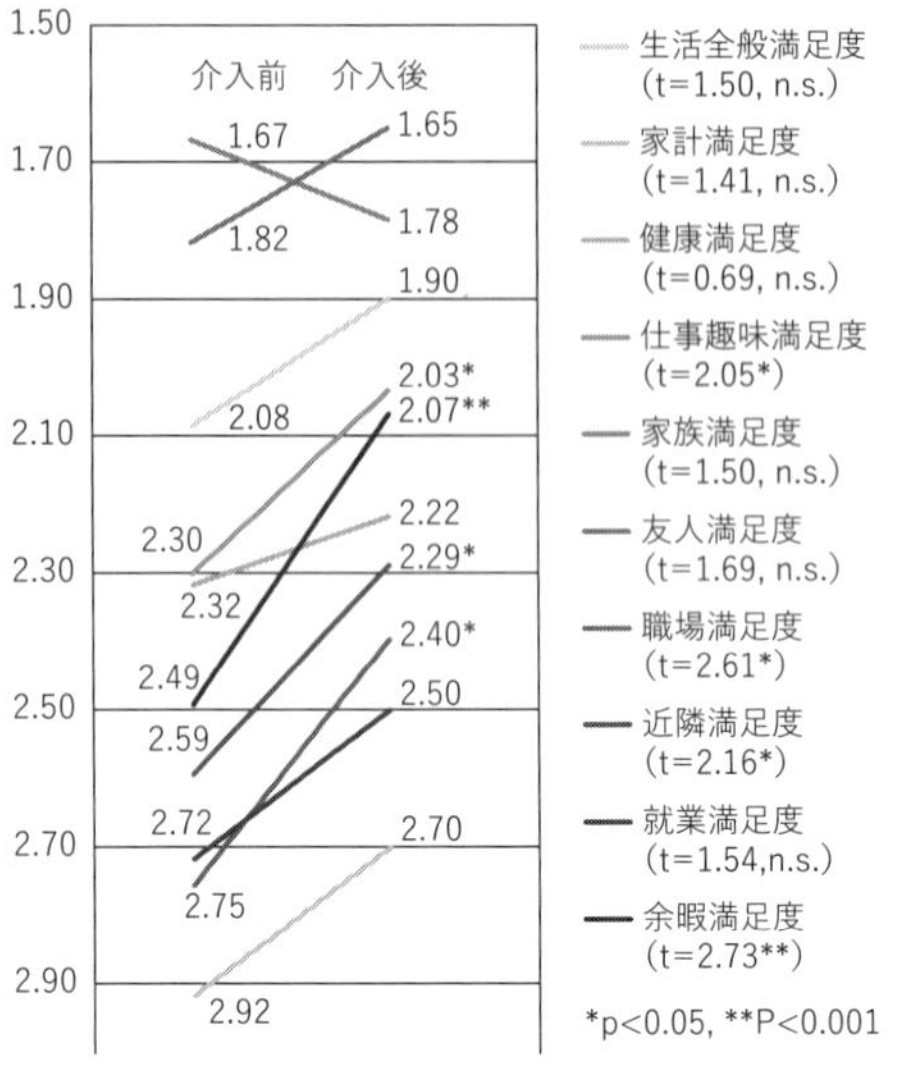

表❶——各満足度の介入前・後の平均値とt値

2、主観的幸福感の選択構成比の推移

主観的な幸福感が介入前・後でどのように変化したかを明らかにするため、選択肢の構成比からその傾向を明らかにした。

主観的幸福感については、表❷のように十段階（0非常に不幸～10非常に幸福）評価の選択構成比からプログラム介入前・後の推移傾向を明らかにした。その結果、幸福を感じる人（6～9）の選択構成比では、変化はあまり見られないが、不幸を感じる人（0～3）は、介入後に0％になった。このことはwell-being実践プログラムに、点数の低い人たちを押し上げる効果があることが示された。

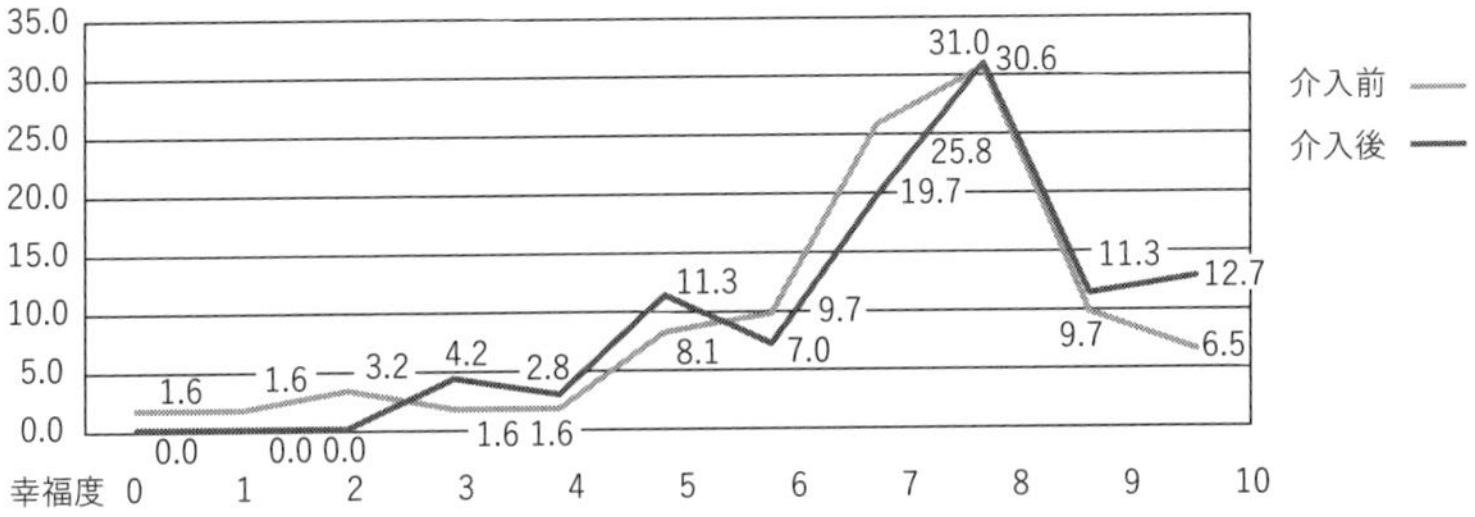

表❷——主観的幸福感構成比の推移（%）

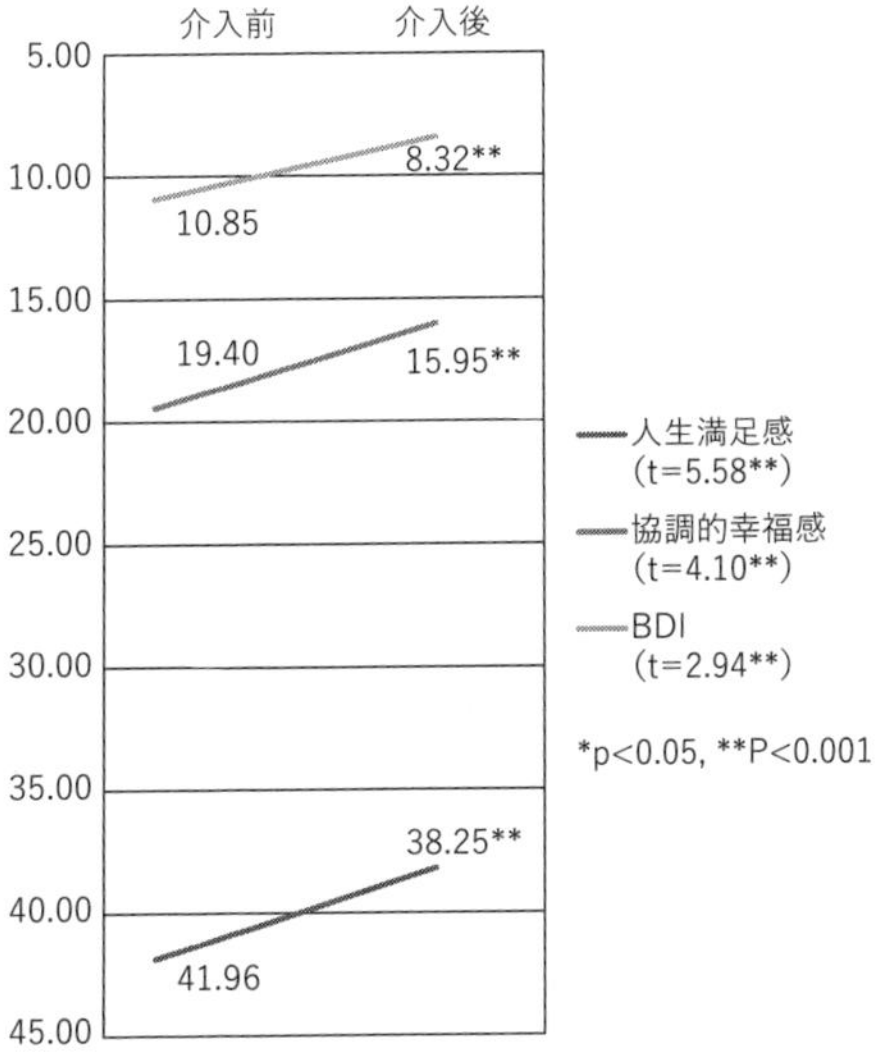

表❸——各尺度の介入前・後の平均得点とt値

3、人生満足度・協調的幸福感・BDIの比較

表❸によると、すべての尺度において有意な差がみられた。もっとも増加したのは、人生満足感（t＝5.58, p<0.01）で、ついで協調的幸福感が増加していた（t＝4.10, p<0.01）。協調的幸福感は本プログラムで意図した協調性の獲得を意味しており、その有効性

を示しているといえる。また、抑うつ感は減少していた（t=2.94, p<0.01）。抑うつ感の減少は、well-being実践プログラムのメンタルヘルス脆弱性強化を示すものといえよう。

◉──well-being実践プログラム介入による幸福度効果について

今回のwell-being実践プログラムによって幸福度が上がったことはこれまでにも報告した［▼4］が、その効果の持続性についてはまだわかっていない。今後のwell-being実践講座の中で明らかにしたいと思う。ただ、ピーターソンがポジティブ心理学の中で感謝ワークの効果の持続性について言及［▼1］している。感謝ワークとは、自分がこれまで感謝の言葉を直接伝えたことのない人を想定し、感謝の言葉を書き綴り、その人を訪問し、感謝の言葉を伝えるというワークである。このワークを施行後、幸福度が有意に上昇した。しかし、幸福度は三カ月も保たれなかったという。このことから感謝ワークの効果の持続性は一～二カ月であり、幸福度を維持させるために二カ月に一回は感謝ワークの介入が必要と考えられる。しかし、そんなに簡単に行かないのが事実であろう。それは同様なワークの繰り返しで耐性が生じることも予想されるからで、神経興奮薬に耐性が生じやすいことに類似している。そのため、幸福効果を持続させるためには、視点や内容、手技の異なるさまざまなツールを準備し、毎回異なったツールを用いて定期的に介入する必要がある。

こうしたさまざまなツールの一部を今回のwell-being実践プログラムで用いたが、それぞれのツールに効果があることも確認された。よって、今後はさらに身近なツールを開発していく必要があろう。そして、自身で各種ツールをライフスタイルの中に組み入れることによって、幸福度の持続を求めるというモチベーションがいっそう望まれる。

ここで、比較的に個人のライフスタイルのへ習慣づけとして、取り組みやすいツールを紹介したい。

一つは、就寝前での一日の振り返りである。ここではその日に生じた辛かったことや、問題点を想起せず、まず、その日に生じた良かったことを三つ拾い出すことである。一つでなく、三つ拾い出すことを毎日継続することは初めから簡単には施行しにくい。それは、行動変化の少ない日や、対人接触ない日では、良かったことという意識が持ちにくいためである。しかし、一人で穏やかに過ごす一日の中にも、感性豊かに外界と接すれば必ず微かなことであっても何らかのことに気づく。気づいたことの中にさまざまな視点から良かったという評価を行うのである。

もう一つは、一日の振り返りとして、その日に接した誰かに具体的な感謝を思い浮かべることである。ここでも、対人接触がなければ、自然や周囲の環境への感謝を拾い出すことが重要である。良かったという意識付けと感謝は視点がやや異なるが本質的には同等のものであろう。自分の周囲の状況に対して得た感覚に対してポジティブに評価付けし、これを主観的に楽しみ、感謝の気持ちを抱くということである。そして、重要なことはこうした振り返りを毎日継続することであり、ライフスタイルの中で習慣化されれば幸福度への効果は認められよう。

◉——今後のwell-being実践プログラムの一般応用について

今回のwell-being実践プログラムは、学生のアイデンティティに対する効果を求めて施行されたが、一般での応用も考えられる。

たとえば、うつ病の発症予防、発達障害者の社会的役割の認識などが考えられ、基本的には一次予防を主眼とした健康教育分野に応用できよう。個人の持つ特性を自ら認知し、その中での強み・価値観を自己発見し、それを社会に向けてアピールしていく。その社会資源は、家族であり、友人であり、職場・学校、地域社会である。その資源の中にあるさまざまなものに興味・価値観を見出し、そこで自分自身で体験されることに主観的にポジティブに感じることである。これが幸福感を抱くことである。そうした流れを推し進めることが何と言っても一生懸命に生きていくという真摯な態度である。

フランスの哲学者アランは、「幸福は待っていてもなれない！　幸福とは自分の行動によって生まれるのだ」という言葉を残している。やはり、自らが積極的にwell-being意識を持つことがメンタルヘルスの強化に必要である。大学には、こうしたwell-being意識を気づかせる無尽蔵の資源がある。そして、こうした資源に恵まれた環境にいることを学生自らに気づかせることこそ、今求められている教育の在り方ではないだろうか。

文献

▼1 ――― クリストファー・ピーターソン：ポジティブサイコロジー．（宇野カオリ訳）、春秋社、二〇一二

▼2 ――― Seligman, M.E.P., Rashid, T., & Parks, A.C.: Positive psychotherapy. American Psychologist 61: 772-788, 2006

▼3 ――― Seligman, M.E.P., Steen, T. A., Park, N., & Peterson, C.: Positive psychology progress: Empirical validation of interventions.? American Psychologist 60: 410-421, 2005

▼4 ――― 須賀英道：大学生における「アイデンティティ確立を目標とした健康学習プログラム」の開発と有効性の検証．健康学習学会誌 24：（3）14-17、2

◉［初出：こころの健康第二九巻第一号　二〇一四年六月三〇日発行］

週間生活表

	記載例	月	火	水	木	金	土	日
6:00								
7:00	朝食							
8:00	登校							
9:00	授業							
10:00	授業							
11:00	授業							
12:00	昼食							
13:00	授業							
14:00	授業							
15:00	友人と会う							
16:00	部活							
17:00	部活							
18:00	下校							
19:00	夕食							
20:00	テレビ							
21:00	テレビ							
22:00	入浴							
23:00								
0:00								
1:00	睡眠							
2:00								
3:00								
4:00								
5:00								
朝食	7:10							
昼食	12:00							
夕食	19:00							
睡眠時間	8							
午前課題	授業出席							
午後課題	友人と会う							
1日の目標	部活参加							
目標達成度	90%							
良かったこと	友人談笑							

あとがき

この文章は、本の校正の段階で書いています。私は、この本がとてもわかりやすくて一気に読み切ることができ、気分が良くなりました。自分の文章に嵌るなんてナルシズムに他ならないと言う方がおられるでしょう。確かにその通りかもしれませんが、その感情以上にこの本が日常的な題材でまとまっていてとても読みやすかったのです。

最近、私は各所で「わくわく楽しい毎日とは?」といった、ポジティブ心理に関連した講演をしています。講演では、この本でご紹介しているようなポジティブ視点や手法について、参画型の形式でみなさんに実践していただいているのですが、講演をすればするほど私自身の視点が広くなり気分が良くなっていくことに気づきました。

講演の当初は、事前に用意した内容をしっかり伝えるべく、スライドを用いてシナリオ通りに進行していたのですが、回数を重ねるに従って、シナリオがなくなり、その場に参加されている人の会話の流れに応じて話題が展開していくようになりました。すると、目的意識がすっかり変わったのです。

講演は内容の伝達でなく、手法に過ぎないと。そして、参加される人の笑顔が講演の進行とともに増え、会話が活発となり、講演終了の時点で初対面の人同士に絆が生まれていく状況を見ていると、私の気持ちもとても良くなっていくのです。これは何を意味するのか、本文の第11章でも取り上げた幸福感の伝染にほかなりません。このことは講演に限らず、本という紙媒体でも全く同じことなのです。

一般に講演や本では、先端・専門情報提供を期待される場合が多いですが、すべてがそうある必要はないでしょう。多様化と不確定性が強く、コミュニケーションの希薄化が表面化してきている現代社会において、参加や読本によって幸福感を感じ、絆を求める気持ちが生まれることが、今後の講演や本に求められていくのではないでしょうか。そこには、宗教的な視点でない誰しもが身近に感じられるような題材でもって、気軽に感じることができることこそ、これからの社会に必要とされるでしょう。

私が期待するのは、この本に共感された人々が次のステップとして、さまざまな地域、職場、教育現場などでこの本の中で紹介したポジティブ手法を実践していただくことです。きっと、多くの方が共感されるに違いありません。そして、次から次へとその共感が広がり、そこに生まれた絆によって次の社会への希望の光となることを期待しています。

二〇一四年八月三十一日

須賀 英道

■著者
須賀 英道［すが ひでみち］

1984年　宮崎医科大学医学部卒業
1986年　愛知医科大学医学部精神科講師
2003年　京都大学大学院医学研究科脳病態生理学（精神科）講師
2008年　龍谷大学保健管理センター教授

2007年　日本うつ病学会第2回学会奨励賞
2013年　日本ポジティブサイコロジー医学会理事

専門――非定型精神病の診断基準研究のほか、ポジティブ心理学に基づくメンタルヘルス教育

主な著書――『ちょびヒゲ診療日誌　京都暮らし編――精神科医の見た人間模様』（2012、静岡学術出版社）、『専門医のための精神科臨床リュミエール3　操作的診断と従来診断』（分担執筆、2008、中山書店）、『統合失調感情障害――DSM-5による統合失調感情障害の診断的位置づけ』（分担執筆、2014近刊、中山書店）

幸《しあわ》せはあなたのまわりにある
ポジティブ思考《しこう》のための実践《じっせん》ガイドブック

2014年10月 1 日　第1刷印刷
2014年10月10日　第1刷発行

著者――須賀 英道
発行者――立石 正信
発行所――株式会社 金剛出版
〒112-0005
東京都文京区水道1-5-16
電話 03-3815-6661
振替 00120-6-34848

装丁――本間公俊・北村 仁
本文組版――石倉康次
印刷――音羽印刷

ISBN978-4-7724-1390-9 C3011

精神疾患診断のエッセンス

DSM-5の上手な使い方

◆著―アレン・フランセス　◆訳―大野 裕　中川敦夫　柳沢圭子

DSM-5の診断基準は臨床において役立つものであるが、それがすべてではない。その診断基準に、批判も含めて解説を加えた衝撃の書。

●四六判並製　●280頁　●定価3200円［+税］
ISBN978-4-7724-1352-7 C3047

精神医療・診断の手引き

DSM-Ⅲはなぜ作られ、DSM-5はなぜ批判されたか

◆著―大野 裕

精神科診断は「症状をじっくりと観察する」ことが第一である。DSM-III成立からDSM-5出版までの流れを追いながら著者の精神科医療への思いを綴る。

●四六判並製　●190頁　●定価2400円［+税］
ISBN978-4-7724-1386-2 C3047

うつを克服する10のステップ ユーザー・マニュアル

うつ病の認知行動療法

◆著―ゲアリィ・エメリィ　◆監訳―前田泰宏　東 斉彰

うつを克服する10のステップ、場合によっては6のステップ。うつ病で悩む方向けの認知行動療法のマニュアル。セラピスト用あり。

●A5判並製　●148頁　●定価2400円［+税］
ISBN978-4-7724-1145-5 C3011

大学教職員のための

大学生のこころのケア・ガイドブック

精神科と学生相談からの15章

◆著―福田真也

大学生に見られる精神的な問題を症状ごとに、多くの事例を示しながら具体的に解説し、また対処法を詳しく書いたわかりやすいガイド。

●A5判上製　●198頁　●定価2800円［+税］
ISBN978-4-7724-0967-4 C3011

不安と抑うつに対する問題解決療法

◆著―ローレンス・マイナーズ-ウォリス
◆監訳―明智龍男　平井 啓　本岡寛子

エビデンスに基づいた心理療法として欧米でCBT同様広く活用されている問題解決療法（problem solving treatmennt）の実践技法を解説する。

●A5判並製　●240頁　●定価3400円［+税］
ISBN978-4-7724-1085-4 C3011